JN083527

おいしく
簡単 やせる！
スパイスカレー

印度カリー子

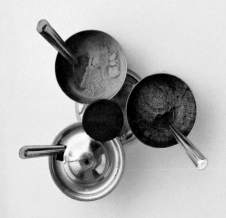

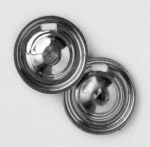

青春出版社

スパイスカレーで7キロやせました

カロリーが高く、重い、当然ダイエット中は厳禁…と思われがちなカレー。
実は、おうちで作れば、とっても簡単にヘルシーなカレーが食べられるんです。

インド由来のスパイスカレーは、基本的に素材とスパイスで作られています。
市販のカレールーを使うカレーとは違い、小麦粉を使わないため、さらさらとした軽い口当たりが特徴。
油を控えめに作ることで身体に優しく、野菜もたっぷりとることができます。
さらにスパイスの豊かな香りだけで充分おいしくできるので、余分な調味料は一切必要ありません。

私は、毎日スパイスカレーを作るようになって、約1年半の間で7キロやせました。
「毎日カレーを食べていて太らないの？」とよく聞かれますが、その逆です。

元々、体質的に油が得意ではないこともあり、できるだけ油を減らしていったら、身体にやさしいスパイスカレーのレシピが完成しました。

毎日食べたいものを食べて、幸せを目一杯感じる。そうすることで、自然と食べすぎるということもなくなっていきます。

この本で紹介するレシピは、3つのスパイスを使えば、料理初心者の方でも簡単に作れるものばかり。毎日無理なく作れるから、その点でもスパイスカレーはダイエットにピッタリの食べ物なんです。

毎日おいしくスパイスカレーを食べて、
幸せにやせるとっておきの方法、お教えします。

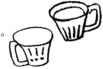

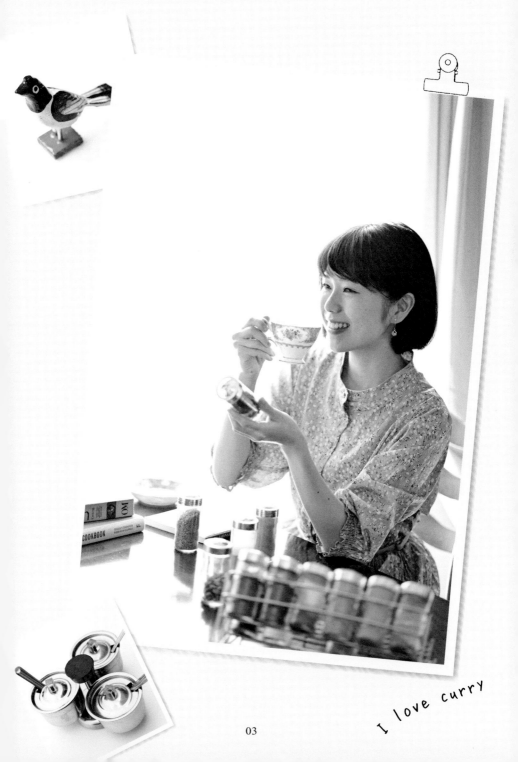

I love curry

◁ MENU ▷

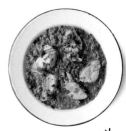

I love curry

taste good!

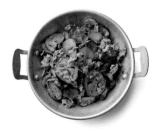

100kcal 以下のスパイスカレー

200kcal 以下のスパイスカレー

I love curry

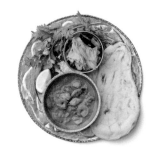

※本書のレシピについて
　材料は特に記載があるもの以外は、すべて1人分です。
　大さじ1は15㎖、小さじ1は5㎖です。
　カロリーは、「日本食品標準成分表2015年版（七訂）」
　をもとに算出しています。

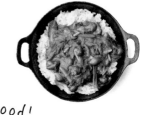

300kcal 以下のスパイスカレー

taste good!

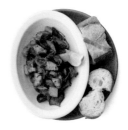

Spicy!

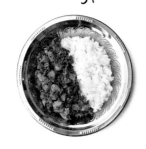

400kcal 以下のスパイスカレー

500kcal 以下のスパイスカレー

スパイスで副菜・デザートも

Let's cook spice curry

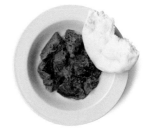

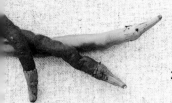

スパイスカレーは
ダイエット向きの食べ物

スパイスカレーは、玉ねぎ、トマト、スパイスと塩だけででき
きた、「グレイビー」というカレーの素のようなものと、肉や
野菜を一緒に炒めるだけ。使う油の量にさえ気を付ければ、
低カロリーで作ることができます。
私たちが食べ慣れている日本のカレーのように、小麦粉やバ
ターをたっぷり使うということもありません。

スパイスカレー発祥の地であるインドには、ベジタリアンの
人も多く、スパイスで野菜をおいしく仕上げる方法をよく知っ
ています。もちろん肉を使っても、低カロリーなカレーはで
きますが、野菜だけでもとびきりおいしいカレーが作れてしま
います。

スパイスカレーがダイエットにおすすめなのは、香辛料が身
体に優しく、低カロリーで作れるからだけではありません。

スパイスカレーには、
＊スパイスの香りや刺激によって食事の満足度が高まる
＊簡単に作れるから続けられる
＊スパイスや具材の組み合わせ次第で、毎日新しい味に出合える
という特徴があります。

ダイエット中はできるだけ五感を刺激する食べ物がおすすめ
です。さらに、食べる前に味の想像がつきにくい食べ物のほ
うが、食べたあとに満足度が高い傾向にあるようです。

例えば、食べ慣れた和食だと、食べる前に大体の味の想像が
できてしまいます。もう知っている食べ物の場合、脳はその
食べ物を「おいしい」と認識はしますが、「新しい」とは感じ
ません。「はじめて食べる味だ！」という発見があるかどうか
が重要なのです。
スパイスは、私たち日本人にとって、なじみのない香りや刺
激をもっています。

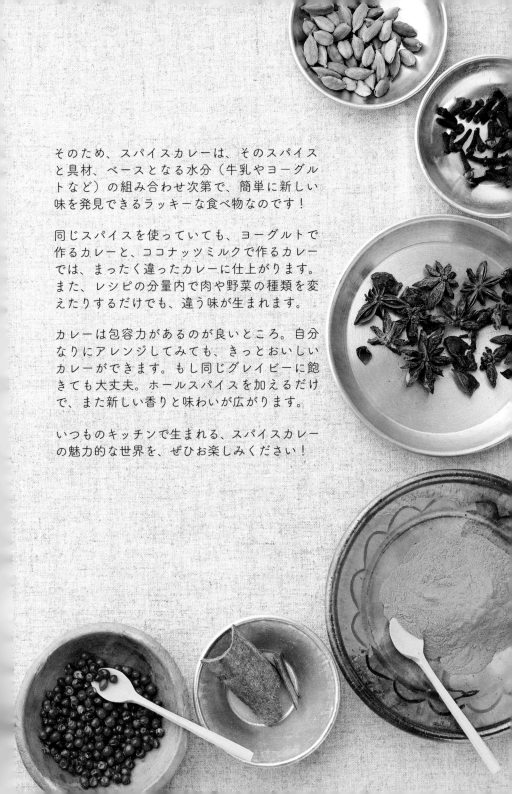

そのため、スパイスカレーは、そのスパイス
と具材、ベースとなる水分（牛乳やヨーグル
トなど）の組み合わせ次第で、簡単に新しい
味を発見できるラッキーな食べ物なのです！

同じスパイスを使っていても、ヨーグルトで
作るカレーと、ココナッツミルクで作るカレー
では、まったく違ったカレーに仕上がります。
また、レシピの分量内で肉や野菜の種類を変
えたりするだけでも、違う味が生まれます。

カレーは包容力があるのが良いところ。自分
なりにアレンジしてみても、きっとおいしい
カレーができます。もし同じグレイビーに飽
きても大丈夫。ホールスパイスを加えるだけ
で、また新しい香りと味わいが広がります。

いつものキッチンで生まれる、スパイスカレー
の魅力的な世界を、ぜひお楽しみください！

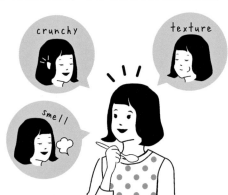

ダイエットに良い食べ方のコツは、食べたいと思うカレーを、五感をフルに使って食べること。

ダイエットに効く！
スパイスカレー食べ方のコツ

いま目の前にある食事は、どんな色？どんな香り？どんな食感？感覚をフルに使い、さまざまな刺激を感じながら食べることが大切です。
人とおしゃべりしながら、テレビやスマホを見ながら、ダラダラと食事をすることは、ダイエット中には禁物です。

「私は本当にその食事を食べたいと思ってる？」
「その食事に満足してる？」
こんな風に、食べるまえに自分に聞いてみるのもおすすめです。

満足していない食事が続くと、ある時バランスが崩れ、ついつい食べ過ぎてしまうということがあります。ストレスが溜まったとき、暴飲暴食をしてしまう人は、特にこの傾向にあるといえるでしょう。

そういう人はこれまでの食事の方法とは一旦おさらばして、いま目の前にあるカレーに全力で向き合う、ということを試してみてください。

五感をフルに使って食事をしたあとは、いつもより満足度が高まっていることに気が付くでしょう。
この食べ方に慣れてくると、次第に食べ過ぎることが無くなり、1日3食、毎回ちゃんとお腹が減る、自分にとってちょうど良い食事の量が分かるようになります。

ダイエット中は、食べたいと思うものを食べて、幸せを感じながら取り組むことが成功の秘訣です。そしてそれが、食事への感謝の気持ちや、今と将来の自分の身体を愛することにも繋がります。

スパイスカレーを
つくるまえに

スパイスカレーは、「**グレイビー**」「**肉や野菜などの具材**」「**ベース**」の3つの要素からつくられています。グレイビーはすべてのカレーに共通するものです。具材やベースを変えることで、いろいろなスパイスカレーを飽きずに楽しむことができます。

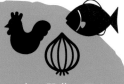

具材

主役となる、肉や野菜、豆などの具材。レシピ通りの具材がない時は、自分好みの具材を使ってアレンジしてみてもOK。肉はもちろん、野菜だけでもおいしく仕上がるのが、スパイスカレーの特徴です。

ベース

スパイスカレーを煮たり蒸すときに加える水分のこと。水や牛乳、ヨーグルトを使うとあっさり、ココナッツミルクや生クリームを使うと濃厚な仕上がりになります。野菜を使ったカレーは、野菜の水分を利用して水を使わない場合もあります。

グレイビー

玉ねぎとトマト、にんにく、しょうが、スパイスを炒めて作ります。日本のカレーにおけるルーのようなもので、本書のすべてのスパイスカレーに共通して使います。

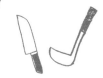

グレイビーの材料

まずは、スパイスカレーの基本となる「グレイビー」を作りましょう。以下の分量で、一度に4人分のグレイビーができます。すべて使わない場合は、小分けにして冷蔵庫や冷凍庫で保存しておくと、好きな時に短時間でスパイスカレーを作ることができます。

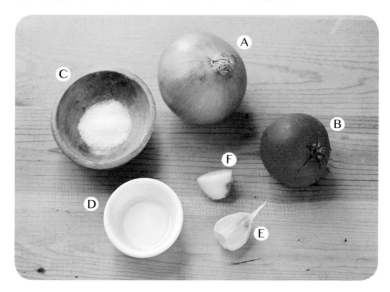

ダイエット用グレイビー基本の材料 （4人分 237kcal）

Ⓐ 玉ねぎ　1個（200g）
スライサーで薄くスライスした玉ねぎを使うと短時間で炒めることができる。スライサーがない場合は、薄く切るかみじん切りでもOK。800Wの電子レンジで、ラップをかけずに2分加熱すると、早く火が通る。

Ⓑ トマト　1個（100g）
小さめのトマト1個で約100g。大きめのトマトなら半分使用。トマトの水煮缶でも代用できる。

Ⓒ 塩　小さじ1

Ⓓ サラダ油　大さじ1

Ⓔ にんにく　1かけ（6g）
チューブ入りのおろしにんにくでも代用できる。その場合は3cmほど。

Ⓕ しょうが　1かけ（15g）
チューブ入りのおろししょうがでも代用できる。その場合は3cmほど。

基本のパウダースパイス

まず揃えたいスパイスは、ターメリック、クミン、コリアンダーの3種類。
「**タ・ク・コ**」と覚えてください。スーパーなどのスパイスコーナーで購入できます。

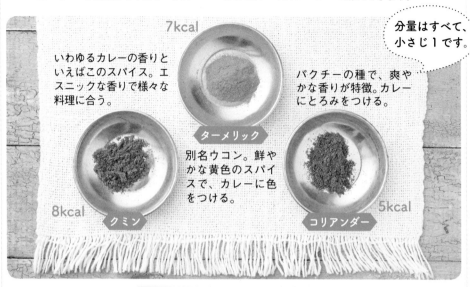

分量はすべて、小さじ1です。

7kcal

いわゆるカレーの香りといえばこのスパイス。エスニックな香りで様々な料理に合う。

ターメリック

パクチーの種で、爽やかな香りが特徴。カレーにとろみをつける。

別名ウコン。鮮やかな黄色のスパイスで、カレーに色をつける。

8kcal クミン

5kcal コリアンダー

辛さを加えるスパイス

基本のスパイス「**タ・ク・コ**」だけでは、じつは辛みはありません。カレーに辛みをつけたい場合には、以下のスパイスの中からお好みで加えましょう。グレイビー作りの段階で加えても、カレー作りの段階で加えてもどちらでも OK です。分量は、1人前あたり小さじ1/8〜小さじ1の間で調整します（小さじ1だと激辛に）。

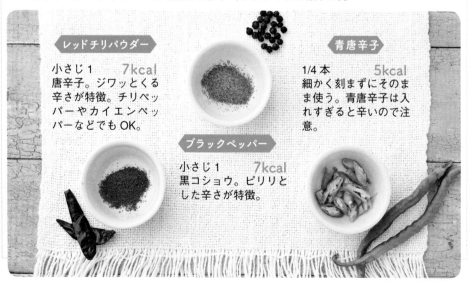

レッドチリパウダー

小さじ1　　7kcal
唐辛子。ジワッとくる辛さが特徴。チリペッパーやカイエンペッパーなどでもOK。

青唐辛子

1/4 本　　5kcal
細かく刻まずにそのまま使う。青唐辛子は入れすぎると辛いので注意。

ブラックペッパー

小さじ1　　7kcal
黒コショウ。ピリリとした辛さが特徴。

グレイビーのつくり方

全てのスパイスカレーのもととなるグレイビーを作ります。基本の材料（P10
参照）で、4人分のグレイビーが作れます。グレイビーはすべてのスパイス
カレーに共通。作りおきして、具材とベースを加えれば、スパイスカレー
をすぐに作ることができます。
（ここでは 26cm のフライパンを使用しています）

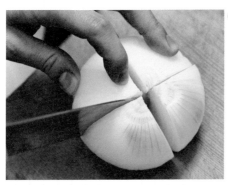

1. 玉ねぎを十字に切る

玉ねぎの根元の部分を残したま
ま、十字に切る。根元を切り落と
さないように、4回に分けて切る
のがコツ。

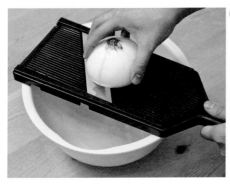

2. 玉ねぎをスライスする

スライサーで十字に切った玉ねぎ
をスライスする。包丁で薄切りに
するか、みじん切りでも OK。

玉ねぎの薄さの目安

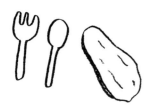

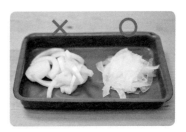

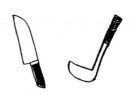

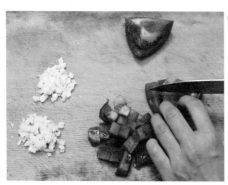

3. にんにく、しょうが、トマトを切る

にんにく、しょうがはみじん切り。トマトはざく切りにする。トマトは包丁全体を使い、スーっと引くようにするときれいに切れる。トマトの水煮缶（100g）でも代用できる。

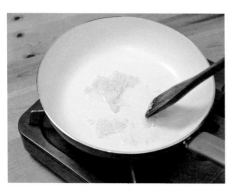

4. にんにくとしょうがを炒める

油大さじ1をフライパンに熱し、中〜強火でにんにくとしょうがを1分ほど炒める。

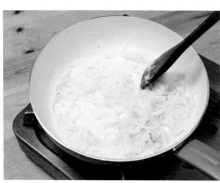

5. 玉ねぎを加え、炒める

玉ねぎを加えて、中〜強火で5〜6分炒める（みじん切りの場合は、10分ほど）。茶色くなってきたら、底をこするようにして、焦げつかないようにする。

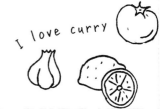

I love curry

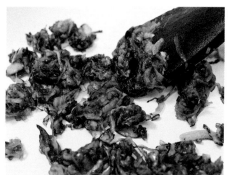

6. 焦げ茶色になるまで炒める

あめ色を超えて、焦げ茶色になる
まで炒める。

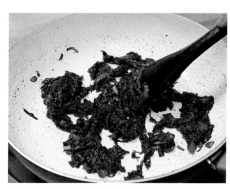

7. トマトを加える

中火で3分ほど、ヘラでトマト
をつぶしながら、ペースト状にな
るまで炒める。

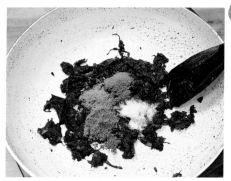

8. スパイスと塩を加える

弱火にしてから、ターメリック、
クミン、コリアンダー、塩を加える。
1分ほど混ぜながら炒めて完成。

辛さを出したい人
は、8.で一緒に辛み
スパイスを加える

それぞれの
辛みスパイスの
4人分の
中辛の目安

レッドチリパウダー	ブラックペッパー	青唐辛子
小さじ1/2	小さじ1/2	1/2本

複数の種類を入れる場合
は、それぞれ少しずつ入
れて。各小さじ1/2ずつ
入れてしまうと激辛に。

ホールスパイスの使い方

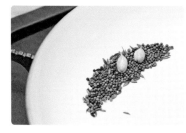

基本の３種のスパイスだけでもおいしいカレーはできますが、ホールスパイスを加えると香りが増し、さらに本格的なスパイスカレーを味わうことができます。通常は、油で熱して香りを出しますが、フライパンで炒るだけでも香りをつけることができます。ホールスパイスの使い方は、作りおきのグレイビーを使ってカレーを作る時に、まず最初に、**ホールスパイスをフライパンで１分ほど軽く炒って、香りが立ってきたら手順に従い、カレーを作りはじめるだけ**（油はひかなくてOK）。固いホールスパイスは完成後に取り除き、小さいものはそのまま一緒に食べられます。各レシピでおすすめのホールスパイスを紹介しています。複数紹介されている場合は、どれか１種を加えるだけでもスパイスの風味を楽しめます。

クミンシード
消化促進作用がある。火を通すと、茶色く色付き、香りが立ってくる。焦げやすいので注意。

クローブ

ツンとした独特の香りがする。抗菌作用があるといわれる。よく煮れば食べられる。

スターアニス
中華料理でよく使われる八角のこと。身体を温める作用がある。食べる時は取り除く。１粒で最大８かけ取れる。

マスタードシード

抗菌作用がある。火を通し、パチパチとはじけ出したら、次の工程へ進む合図。

カルダモン
柑橘系の香りが特徴。よく煮れば食べられる。火を通すと上の写真のようにふくらむ。

シナモン

甘い香りが特徴。むくみ予防に効果があるといわれる。食べる時は取り除く。

カスリメティ
仕上げに使うスパイス。このスパイスだけは最初に炒めるのではなく、最後にひとつまみ加え、火を通すと、味がまとまる。

※ホールスパイスを使うとカロリーは、１人分あたり１種類でプラス5kcal前後になります

スパイスカレー基本のつくり方

スパイスカレーの基本的な作り方は、具材とグレイビーを炒め合わせて、ベースを加えて煮る（もしくは蒸す）というシンプルな手順です。最後に味見をして物足りないときは、塩をひとつまみほど加えて、調整します。（ここでは20cmのフライパンを使用しています）

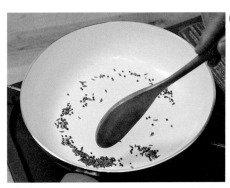

1. ホールスパイスを炒る（省略可）

ホールスパイスを加えて作りたい時は、フライパンに油をひかずに、弱火で1分ほど炒る。香りが立ってきたら **2.** へ。

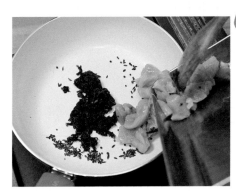

2. 肉とグレイビーを加える

肉とグレイビーを加え、中火で1〜2分炒める。油はひかなくてOK。

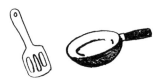

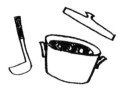

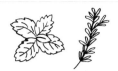
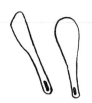

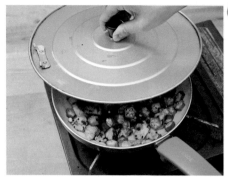

3. 野菜を加える

肉の色が変わったら、野菜を加え
て混ぜ合わせる。フタをして弱火
で5分ほど火を通す。火が強いと
焦げるので注意。

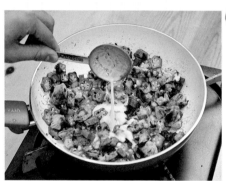

4. ベースを加える

ベースとなる牛乳を加え、中火で
1分ほど炒める。

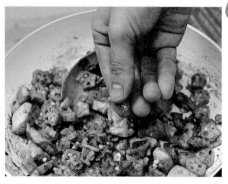

5. 塩で味をととのえる

味をみて、必要なら塩（分量外）
で味をととのえて、完成。

グレイビー・その他の材料を保存する

12 ページで作ったグレイビーは、1 回で 4 人分作れます。1 人前のカレーを作ったあとの残りや、作りおきしたグレイビーは、冷凍や冷蔵保存しておくと便利です。また、一度で使い切れないココナッツミルクや生クリームなども冷凍保存しておきましょう。自然解凍もしくは、電子レンジで解凍して使います。

グレイビー

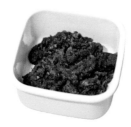

冷蔵

冷蔵保存の場合は、タッパーなどフタつきの容器に入れて、5 日間を目安に使い切る。

グレイビー

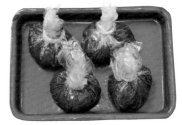

冷凍

冷凍保存の場合は、1 人分ずつ小分けにして、ラップに包むか、保存袋に入れておくと使いやすい。1 か月を目安に使い切る。

ココナッツミルク
生クリーム

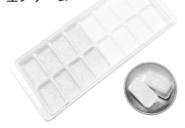

冷凍

ココナッツミルクや生クリームは、製氷器に大さじ 1 ずつ凍らせておくと使いやすく便利。

トマト缶

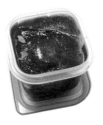

冷凍

400 g のトマト缶が使い切れないときは、100 g ずつ容器に入れて冷凍保存しておくといい。

スパイスカレーに合わせる
主食のカロリー

レシピに記載されているカロリーは、スパイスカレー単体のカロリーです。
ご飯やパンを一緒に食べる場合は、以下のカロリーが追加されます。

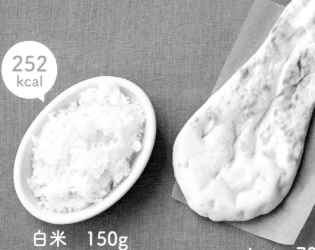

252
kcal

193
kcal

白米　150g

ナン　70g
（1枚/市販の物）
ナンの作り方⇒ P50

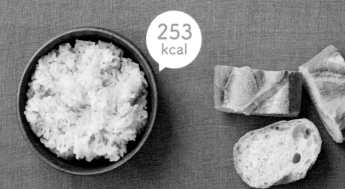

253
kcal

140
kcal

ターメリックライス　150g
ターメリックライスの作り方⇒ P34

バゲット　50g
（2cmを3枚）

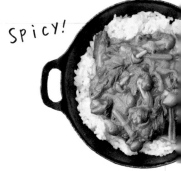

Spicy!

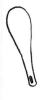

ご飯は食べてもいいの？
糖質制限した方がいいの？

ダイエット中の方から、「カレーを食べる時に、ご飯もふつうに食べてもいいんですか？」と質問されることがしばしばあります。その回答としては「ＯＫ」です。ダイエットに適正なご飯の量（1回の食事につき140〜200g程度）を食べる分には、問題ないと考えています。

ダイエットの成功には、ストレスなく幸せに食事をすることが大切です。そのためには、バランス良くカロリーを控えることを意識しましょう。
何かを極端にカットしたり、制限をかけることは、精神的にも良いとはいえません。

糖質や炭水化物は、ダイエット中には禁物と思われがちですが、脳や、筋肉を増量するのに必要なエネルギー源でもあります。つまり、糖質は摂り過ぎなければ、悪者ではないということ。

「スパイスカレー食べ方のコツ」（P8参照）でも書きましたが、極端に制限をかけることなく、「本当に食べたいものを、五感を使って食べること」がダイエット成功の秘訣です。

taste good!

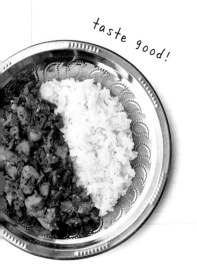

I love curry

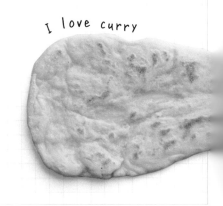

MENU

100kcal以下の
スパイスカレー

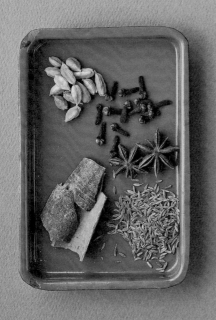

野菜もりもりカレー

92 kcal

お好みの季節野菜に変えてもOK
ラタトゥイユ風スパイスカレー

材料

ズッキーニ	1/2本 (50g)
なす	1/2本 (50g)
赤パプリカ	1/4個 (25g)
黄パプリカ	1/4個 (25g)
水	大さじ1
グレイビー	1/4量 (12ページ参照)

作り方

1. ズッキーニ、なす、パプリカはそれぞれ食べやすい大きさに切る。
2. フライパンに1.の野菜、グレイビー、水を入れ混ぜ合わせる。
3. フタをして、弱火で5分ほど蒸し焼きにする。味をみて、必要なら塩(分量外)で味をととのえる。

 香りアップのおすすめホールスパイス

- クミンシード…小さじ1/4
- カルダモン……1粒
- カスリメティ…ひとつまみ(3.の時に加えて、一緒に煮込む)

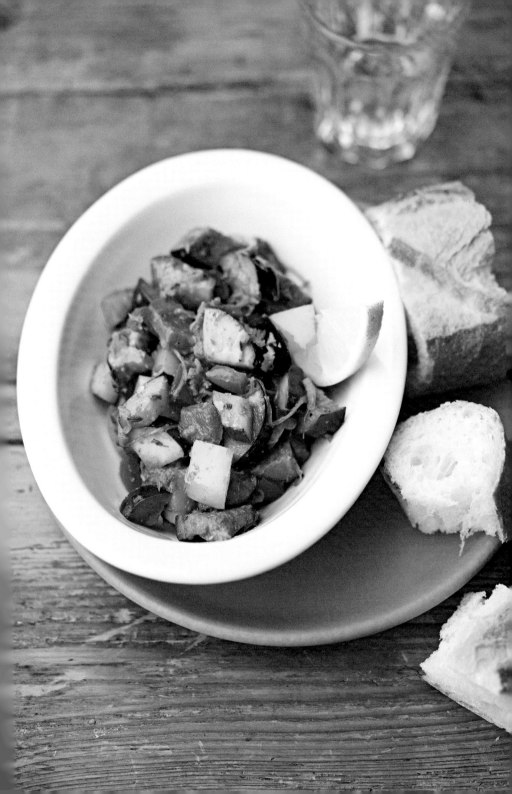

カリフラワーのカレー

95
kcal

淡白な味わいのカリフラワーは
カレーにもマッチ
ビタミン＆食物繊維豊富なのもうれしい

材料

カリフラワー ············· 6房 (100g)
水 ·························· 50ml
ヨーグルト ··············· 大さじ1
グレイビー ··· 1/4量 (12ページ参照)

作り方

1. フライパンにグレイビーと水を入れ、混ぜ合わせる。
2. カリフラワーを加え、フタをして、弱火で5分ほど蒸し焼きにする。
3. 火を止め、かき混ぜて滑らかにしたヨーグルトを加え混ぜ合わせる。
   味をみて、必要なら塩(分量外)で味をととのえる。盛りつけて、お好
   みでパクチーをちらす。

 香りアップのおすすめホールスパイス

●クミンシード…小さじ1/2

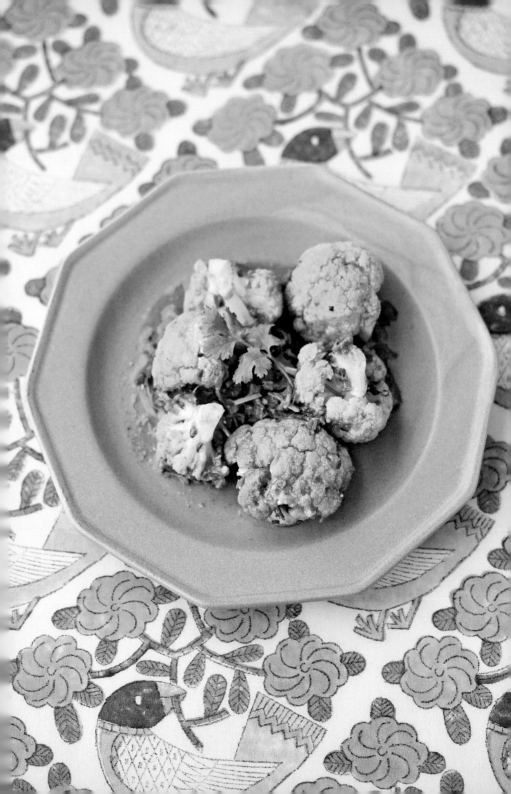

ほうれん草となめこのカレー

84
kcal

なめことほうれん草が絡み合う
ねばねばカレー

 材料

ほうれん草 ・・・・・・・・・・・1〜2株(50g)
なめこ ・・・・・・・・・・・・・・・・ 1袋(100g)
水 ・・・・・・・・・・・・・・・・・・・・・・・100ml
グレイビー ・・・・1/4量(12ページ参照)

作り方

1. ほうれん草は食べやすい大きさに切る。
2. フライパンにグレイビーと水を入れて混ぜ合わせる。
3. ほうれん草となめこを加え、中火で3分ほど煮込む。
   味をみて、必要なら塩(分量外)で味をととのえる。

香りアップのおすすめホールスパイス

● クミンシード…小さじ1/4

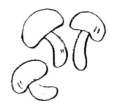

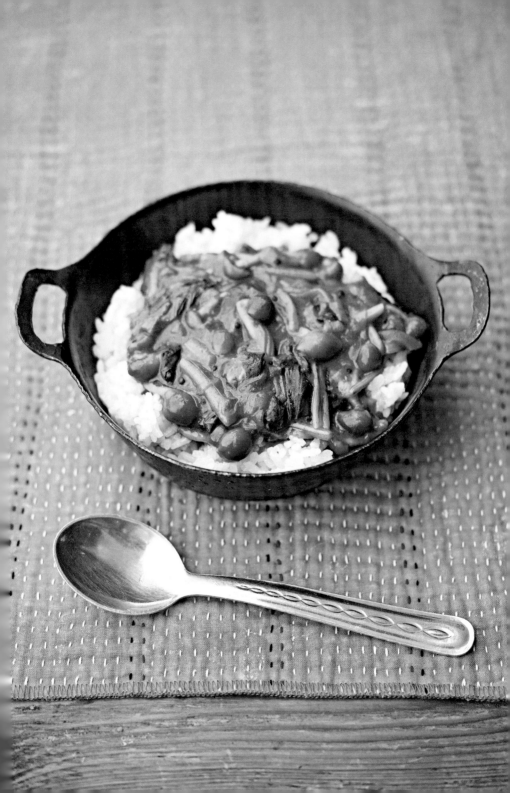

いんげんとしらたきのカレー

77 kcal

副菜にもぴったりな和風カレー
仕上げにごまをふってもおいしい

材料

さやいんげん ············ 10本(50g)
結びしらたき ············ 8個(100g)
グレイビー ····1/4量(12ページ参照)

作り方

1. さやいんげんは食べやすい大きさに切る。
2. フライパンにさやいんげん、しらたき、グレイビーを入れて混ぜ合わせる。
3. 中火で3分ほど炒める。味をみて、必要なら塩(分量外)で味をととのえる。盛りつけて、お好みで黒ごまをふる。

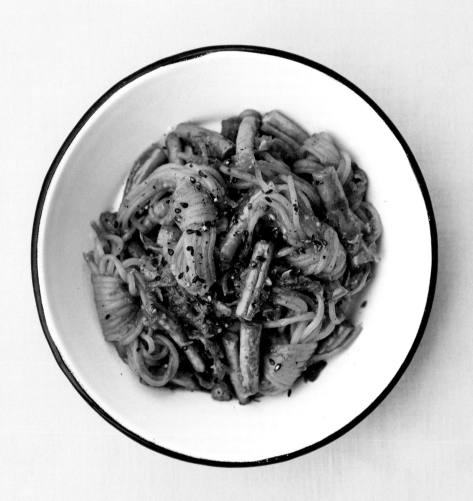

冬瓜のカレー

冬瓜に味が染みて
皮までやわらかに

93
kcal

材料

冬瓜 ················· 7カット(150g)
水 ·························· 250ml
牛乳 ····················· 大さじ1
グレイビー ····1/4量(12ページ参照)

作り方

1. フライパンにグレイビーと水を入れて混ぜ合わせる。
2. 冬瓜を加え、フタをして中火で10〜15分煮込む。
3. 冬瓜が透明になったら、牛乳を加えて混ぜ合わせる。味をみて、必要なら塩(分量外)で味をととのえる。盛りつけて、お好みでブラックペッパーをふる。

Point

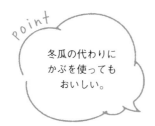

冬瓜の代わりに
かぶを使っても
おいしい。

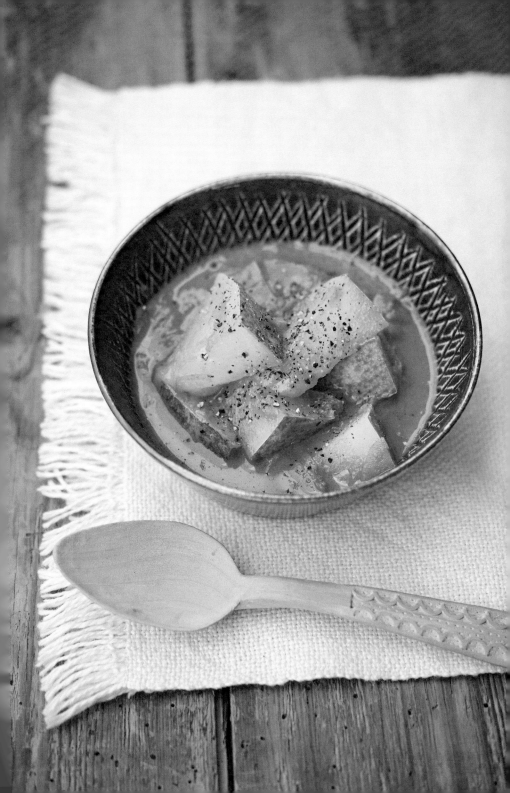

小松菜とえのきのカレー

95
kcal

ヘルシーな食材もスパイスのまほうで
食べ応え抜群の一品に

材料

小松菜 ・・・・・・・・・・・・・・・・・・ 3株(100g)
えのきだけ ・・・・・・・・・・・ 1/2袋(100g)
グレイビー ・・・・1/4量(12ページ参照)

作り方

1. 小松菜とえのきだけは食べやすい大きさに切る。
2. フライパンにえのきだけ、小松菜、グレイビーの順に重ねて入れる。
3. フタをして弱火で5分ほど蒸し焼きにする。
4. 全体を混ぜ合わせる。味をみて、必要なら塩(分量外)で味をととのえる。

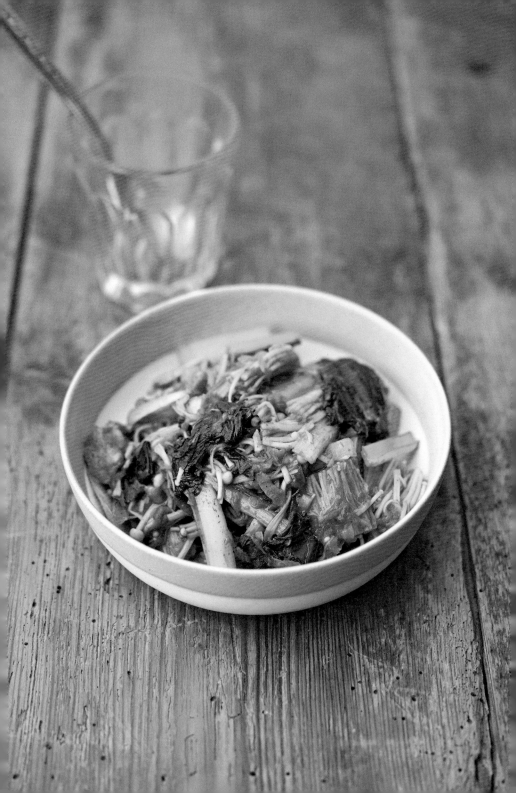

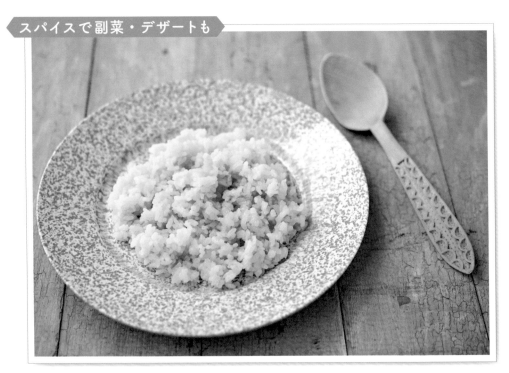

ターメリックライス

1食分
（150g）
252
kcal

炊飯器に入れて炊くだけで完成
ターメリックには、うれしい抗酸化作用も

材料　4〜5食分（炊きあがり約700g）

米 ……………………………… 2合
水 ……………………………… 適量
ターメリック ………… 小さじ1/4

作り方

1. 米をといで水をきる。
2. 炊飯器の内釜に米を入れて、2合の目盛りまで水を入れる。
3. ターメリックを入れ、軽く混ぜて炊く。

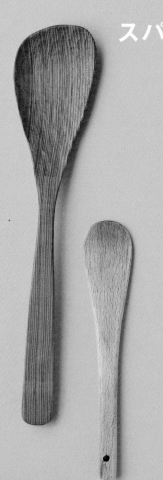

MENU

200kcal以下の
スパイスカレー

鶏もも肉とたけのこのカレー

144
kcal

たけのこは市販の水煮を使ってお手軽に
うまみが凝縮されたスープカレー風

材料

鶏もも肉(皮なし)‥‥‥‥‥‥50g
たけのこの水煮‥‥‥‥‥‥‥90g
水‥‥‥‥‥‥‥‥‥‥‥‥‥200ml
グレイビー‥‥1/4量(12ページ参照)

作り方

1. 鶏肉とたけのこは食べやすい大きさに切る。
2. フライパンに鶏肉とグレイビーを入れ、中火で1〜2分炒める。
3. たけのこと水を加え、フタをして弱火で7分ほど煮込む。味をみて、必要なら塩(分量外)で味をととのえる。盛りつけて、お好みでパクチーをちらす。

 香りアップのおすすめホールスパイス

- ●クローブ‥‥‥‥1粒
- ●カルダモン‥‥‥1粒
- ●シナモン‥‥‥‥1cm
- ●カスリメティ‥‥ひとつまみ(3.の時に加えて、一緒に煮込む)

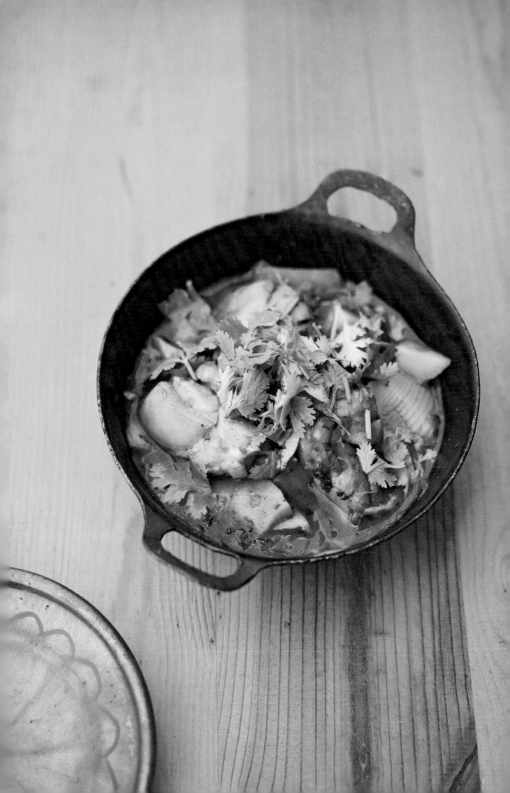

えびとブロッコリーのカレー

160
kcal

ゴロゴロ具材が食べ応え抜群
彩りも良くてお腹も大満足

材料

えび(ブラックタイガー) ···4尾(80g)
ブロッコリー ·············6房(80g)
水 ·······················100ml
ヨーグルト ···············大さじ1
グレイビー ····1/4量(12ページ参照)

作り方

1. えびは殻をむき、背に切り込みを入れて背ワタをとる。
2. フライパンにブロッコリー、グレイビー、水を入れて混ぜ合わせながら中火で2分ほど煮る。
3. えびを加えて、えびの色が変わるまで火を通す。
4. 火を止め、かき混ぜて滑らかにしたヨーグルトを加えて、混ぜ合わせる。味をみて、必要なら塩(分量外)で味をととのえる。

 香りアップのおすすめホールスパイス

● マスタードシード···小さじ1/4
● カルダモン·········2粒

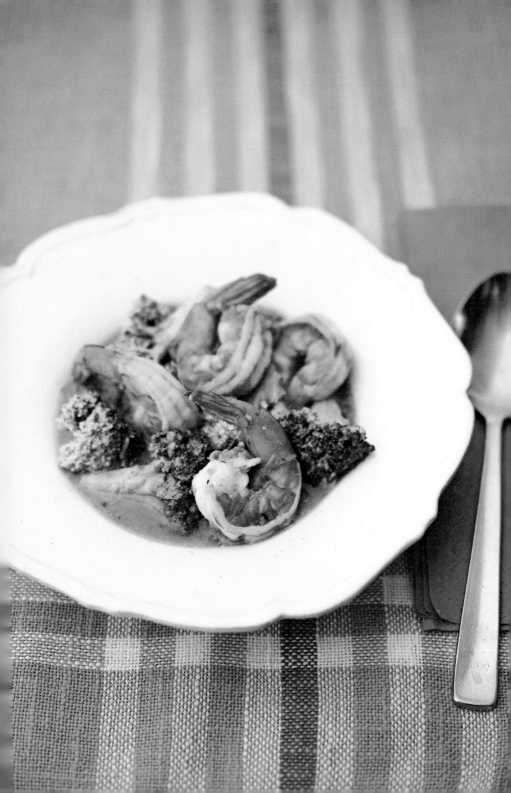

鶏むね肉とオクラのカレー

192
kcal

さっぱりしたむね肉とねばねばオクラの
組み合わせは、クセになるおいしさ

 材 料

鶏むね肉（皮なし）‥‥‥‥‥‥‥‥80g
オクラ ‥‥‥‥‥‥‥1パック(100g)
水 ‥‥‥‥‥‥‥‥‥‥‥‥‥大さじ1
牛乳 ‥‥‥‥‥‥‥‥‥‥‥‥ 大さじ1
グレイビー ‥‥ 1/4量(12ページ参照)

作り方

1. 鶏肉は食べやすい大きさに切り、オクラは輪切りにする。
2. フライパンに鶏肉とグレイビーを入れ、中火で1分ほど炒める。
3. 肉の色が変わったらオクラと水を加え、フタをして弱火で5分ほど蒸し焼きにする。
4. 牛乳を加えて混ぜ合わせる。味をみて、必要なら塩(分量外)で味をととのえる。

🥄 香りアップのおすすめホールスパイス

- ●クミンシード‥‥‥‥小さじ1/4
- ●マスタードシード‥‥小さじ1/4

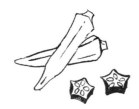

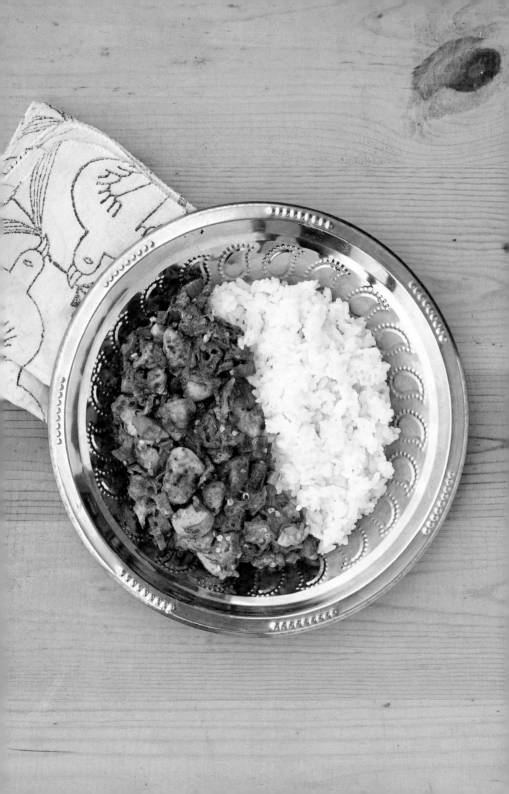

かぼちゃのカレー

160
kcal

かぼちゃは少しつぶしてとろみをつけ
ナンやパンと一緒に食べるのがオススメ

材料

かぼちゃ ‥‥‥‥‥‥‥‥‥‥‥‥‥100g
水 ‥‥‥‥‥‥‥‥‥‥‥‥‥‥‥‥150ml
牛乳 ‥‥‥‥‥‥‥‥‥‥‥‥‥‥大さじ1
グレイビー ‥‥‥1/4量(12ページ参照)

作り方

1. かぼちゃは大きめのひと口大に切る。
2. フライパンにグレイビーと水を入れ、混ぜ合わせる。
3. かぼちゃを加え、フタをして中火で7分ほど煮込む。
4. 牛乳を加えて混ぜ合わせる。味をみて、必要なら塩(分量外)で味をととのえる。

 香りアップのおすすめホールスパイス

● カルダモン…1粒
● シナモン‥‥‥3cm

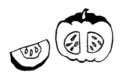

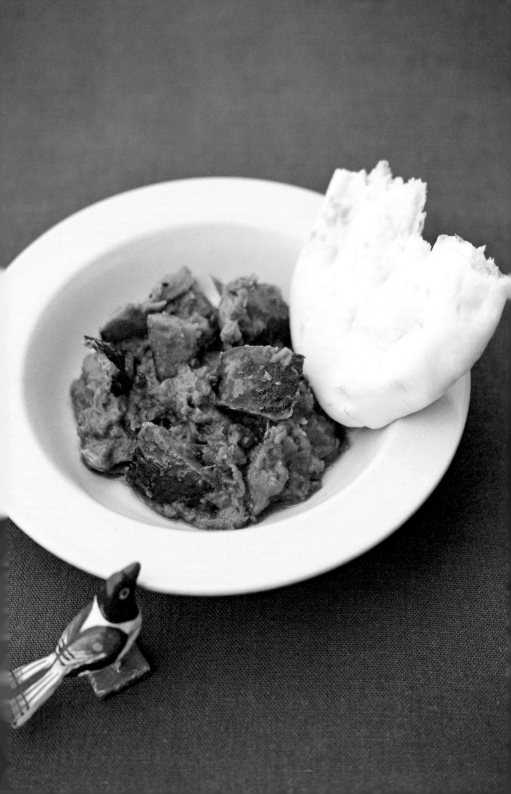

さけと小松菜のカレー

176
kcal

さけの切り身をまるごとカレーに！
仕上げにレモンを搾ってもおいしい

材料

さけ ・・・・・・・・・・・・・・・・・・1切れ(70g)
小松菜 ・・・・・・・・・・・・・・・・ 3株(100g)
水 ・・・・・・・・・・・・・・・・・・・・・・150ml
豆乳 ・・・・・・・・・・・・・・・・・・大さじ1
グレイビー ・・・1/4量(12ページ参照)

作り方

1. 小松菜は食べやすい大きさに切る。
2. フライパンにグレイビーと水を入れて混ぜ合わせ、さけを加える。フタをして弱火で5分ほど煮込む。
3. 小松菜を加え、弱火で2分ほど煮る。
4. 火を止めて、豆乳を加える。味をみて、必要なら塩(分量外)で味をととのえる。

 香りアップのおすすめホールスパイス

- クローブ・・・・2粒
- カルダモン・・・1粒

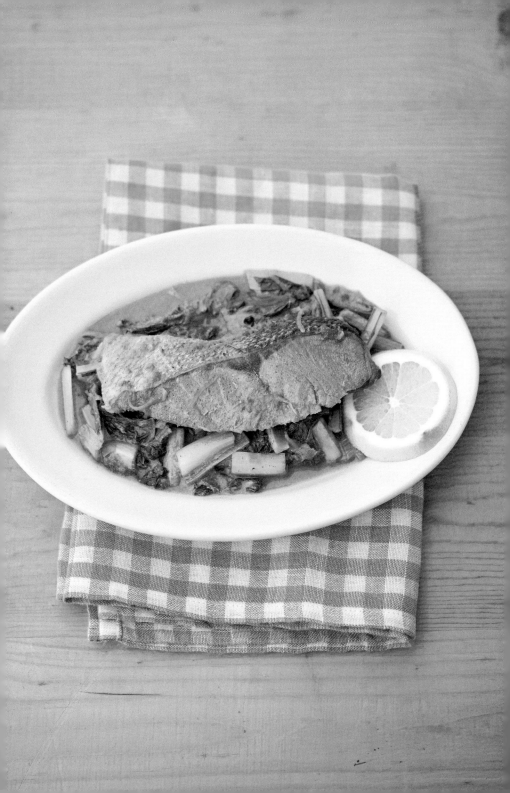

砂肝と長ねぎのカレー

163
kcal

砂肝の食感がクセになる
バゲットにのせて、おつまみにも！

 材 料

砂肝 ・・・・・・・・・・・・・・・・・・・・・ 100g
長ねぎ ・・・・・・・・・・・・・・・・・1/2本(30g)
グレイビー ・・・・1/4量(12ページ参照)

作り方

1. 砂肝は薄切りに、長ねぎは1cm幅の斜め切りにする。
2. フライパンに砂肝、長ねぎ、グレイビーを入れて、中火で3分ほど炒め合わせる。味をみて、必要なら塩(分量外)で味をととのえる。盛りつけて、お好みでブラックペッパーをふる。

香りアップのおすすめホールスパイス

● スターアニス・・・2かけ

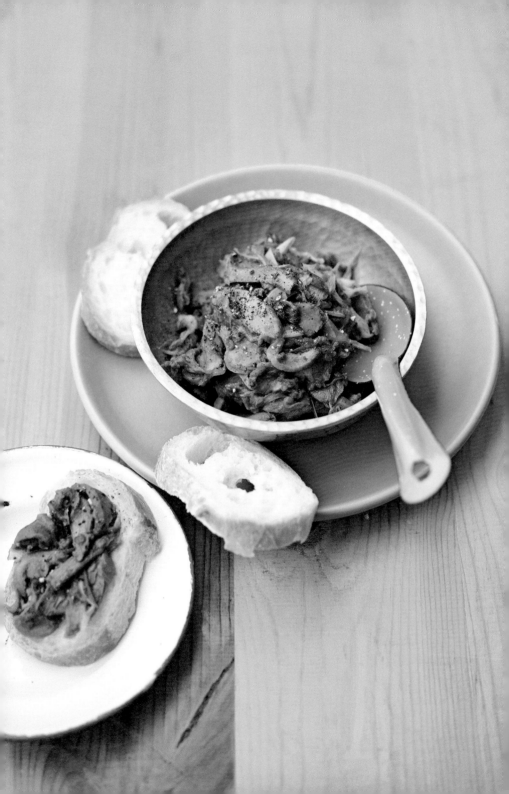

豆苗と油揚げのカレー

177
kcal

栄養豊富な豆苗と油揚げも
スパイシーに大変身

 材料

豆苗 ················· 1パック(100g)
油揚げ ················· 1枚(20g)
ヨーグルト ················· 大さじ1
グレイビー ····1/4量(12ページ参照)

作り方

1. 豆苗、油揚げはそれぞれ食べやすい大きさに切る。
2. フライパンに豆苗、油揚げ、グレイビーの順に重ねて入れ、フタをして弱火で5分ほど蒸し焼きにする。
3. フタをとり、全体を混ぜ合わせたら火を止め、かき混ぜて滑らかにしたヨーグルトを加える。味をみて、必要なら塩(分量外)で味をととのえる。

香りアップのおすすめホールスパイス

● クミンシード········小さじ1/4
● マスタードシード···小さじ1/4

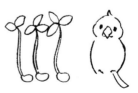

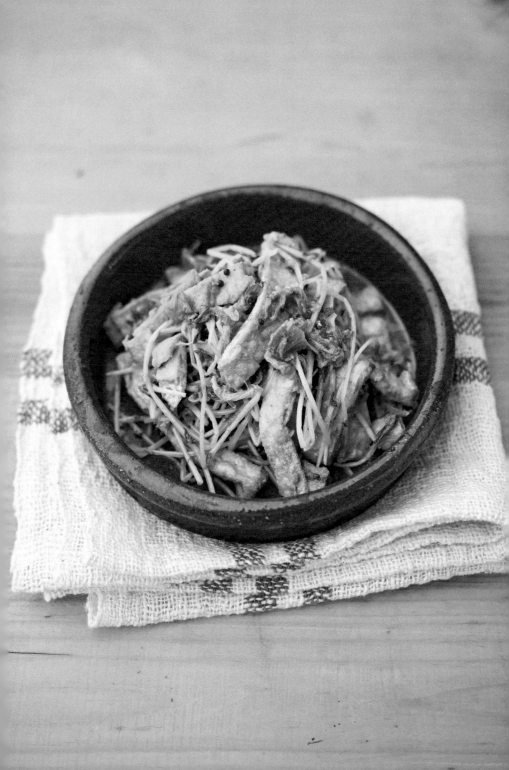

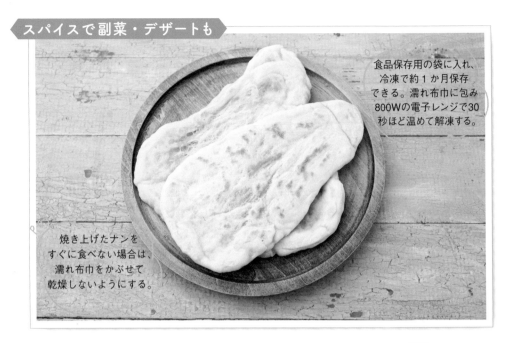

食品保存用の袋に入れ、冷凍で約1か月保存できる。濡れ布巾に包み800Wの電子レンジで30秒ほど温めて解凍する。

焼き上げたナンをすぐに食べない場合は、濡れ布巾をかぶせて乾燥しないようにする。

ナン

1枚80g
227
kcal

フライパンでできる
ふっくらモチモチのナンレシピ

材料 4枚分

強力粉 ・・・・・・・・・・・・・・ 200g	バター ・・・・・・・・・・・・・・ 10g
ドライイースト ・・・・・・・・ 1g	サラダ油 ・・・・・・・・・・・・・ 10g
塩 ・・・・・・・・・・・・・・・・・ 1g	水 ・・・・・・・・・・・・・・・・・ 110ml
砂糖 ・・・・・・・・・・・・・・・ 2g	

作り方

1. ボウルに、強力粉、ドライイースト、塩、砂糖、電子レンジで10秒ほど加熱して溶かしたバター、サラダ油を入れてよく混ぜ合わせる。

2. 水を少しずつ加えてよくこねる。均一にやわらかくなったら、4等分にして濡れ布巾をかけ、1時間ほど常温（25度くらい）で寝かせる。

3. 生地が2倍くらいにふくらんだら、気泡をつぶさないようにやさしくつかみ、そのまま手で涙型に伸ばす。

4. フライパンにフタをして、温める。温まったら、3.の生地を入れ、すぐにフタをして中火で約20秒焼く。

5. 生地をひっくり返してすぐにフタをし、弱火で2分ほど焼く。

MENU

300kcal以下の
スパイスカレー

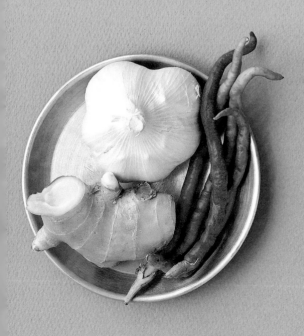

スリランカ風チキンカレー

265 kcal

ホロリとやわらかな鶏肉と ココナッツミルクのマイルドさが絶品

材料

鶏もも肉(皮なし)・・・・・・・・・・・・ 120g
水 ・・・・・・・・・・・・・・・・・・・・・・・・・100ml
ココナッツミルク・・・・・・・・・・大さじ2
グレイビー ・・・1/4量(12ページ参照)

作り方

1. 鶏肉はひと口大に切る。
2. フライパンに鶏肉とグレイビーを入れ、中火で1〜2分炒める。
3. 肉の色が変わったら、水を加えてフタをし、弱火で7分ほど煮込む。
4. ココナッツミルクを加え、混ぜ合わせる。味をみて、必要なら塩(分量外)で味をととのえる。盛りつけて、お好みでブラックペッパーをふる。

 香りアップのおすすめホールスパイス

●カルダモン・・・1粒
●シナモン・・・・・1cm

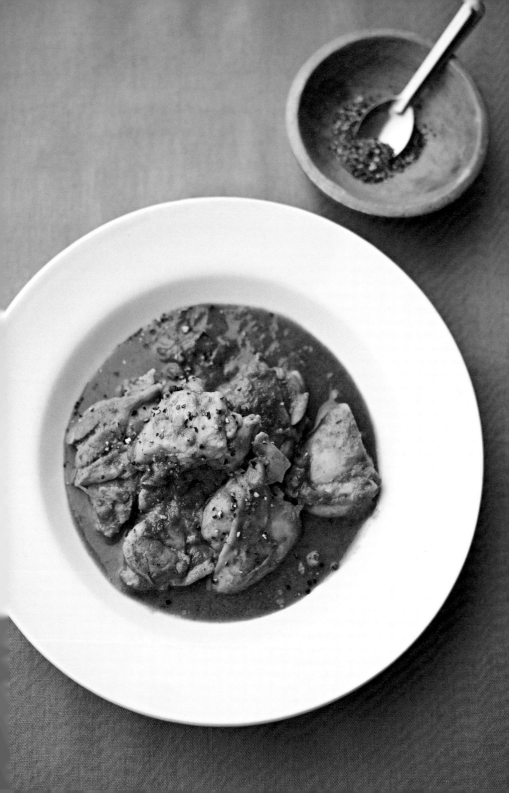

ひき肉となすのカレー

286
kcal

味の染みたなすと
ジューシーなひき肉がたまらない
ヨーグルトベースでマイルドに

材料

鶏ひき肉 ······················100g
なす ················· 2本(100g)
ヨーグルト ················大さじ2
グレイビー ····1/4量(12ページ参照)

作り方

1. なすは薄めの輪切りにする。

2. フライパンにひき肉とグレイビーを入れ、中火で1分ほど炒める。

3. なすを加えて混ぜ合わせ、フタをして弱火で5分ほど蒸し焼きにする。

4. 火を止めて、かき混ぜて滑らかにしたヨーグルトを加えて混ぜ合わせる。
   味をみて、必要なら塩(分量外)で味をととのえる。盛りつけて、お好
   みでパクチーをちらす。

 香りアップのおすすめホールスパイス

●クミンシード···小さじ1/4
●クローブ·······1粒
●カルダモン·····1粒

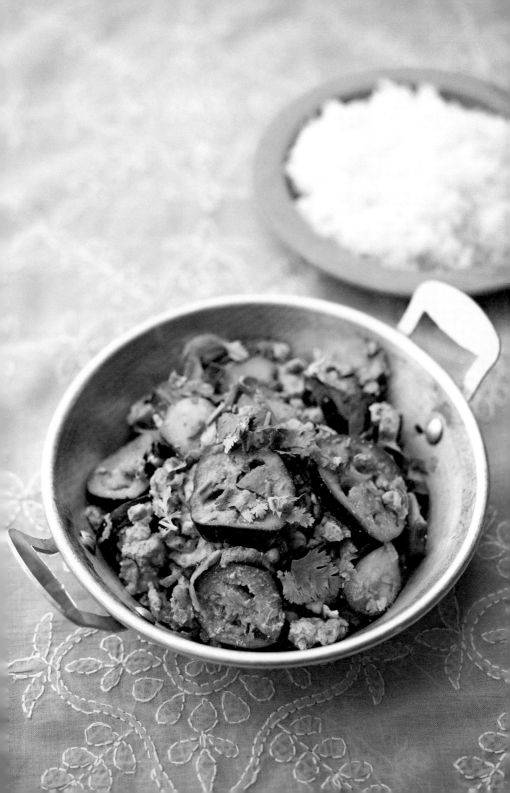

バターチキンカレー

284
kcal

バターと生クリームの風味たっぷりで
濃厚な味わい

 材 料

鶏もも肉(皮なし)…………	100g
水 ………………………	50ml
生クリーム ……………	大さじ1
バター …………………	5g
グレイビー … 1/4量 (12ページ参照)	

作り方

1. 鶏肉はひと口大に切る。
2. フライパンに鶏肉、グレイビーを入れ、中火で1〜2分炒める。
3. 水を加えてフタをし、弱火で7分ほど煮る。
4. 生クリームを加えて混ぜ合わせる。味をみて必要なら、塩(分量外)で味をととのえる。
5. 器に盛りつけ、バターをのせる。

香りアップのおすすめホールスパイス

- ●クローブ………1粒
- ●スターアニス…1かけ
- ●カルダモン……1粒

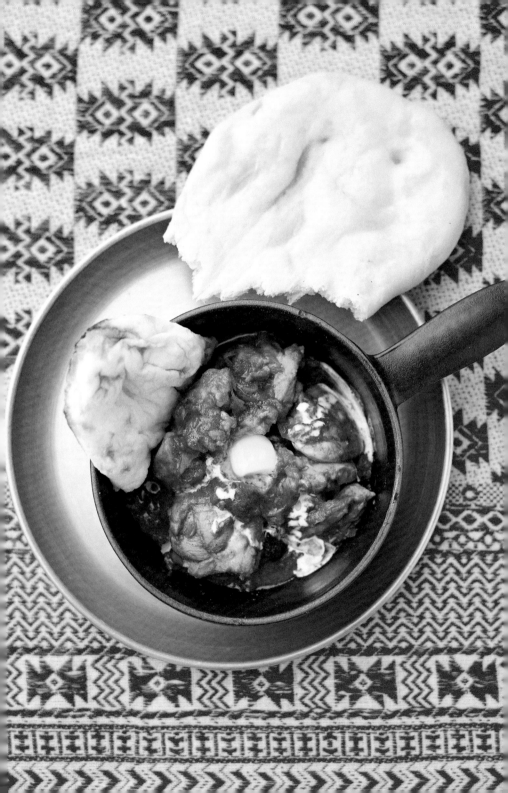

ひよこ豆のカレー

240 kcal

缶詰を使えば意外に簡単
ホクホク感を楽しんで

材料

ひよこ豆の水煮 ・・・・・・・・・・・・・・100g
水 ・・・・・・・・・・・・・・・・・・・・・・・・・100ml
牛乳 ・・・・・・・・・・・・・・・・・・・・・大さじ1
グレイビー ・・・ 1/4量 (12ページ参照)

作り方

1. フライパンに汁気をきったひよこ豆、グレイビー、水を加え、中火に
   かけながら混ぜ合わせる。
2. 軽く豆をつぶしながら、とろみが出るまで2分ほど煮る。
3. 牛乳を加え混ぜ合わせる。味をみて、必要なら塩(分量外)で味をとと
   のえる。

 香りアップのおすすめホールスパイス

●カスリメティ・・・ひとつまみ(2.の時に加えて、一緒に煮込む)

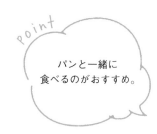

Point

パンと一緒に
食べるのがおすすめ。

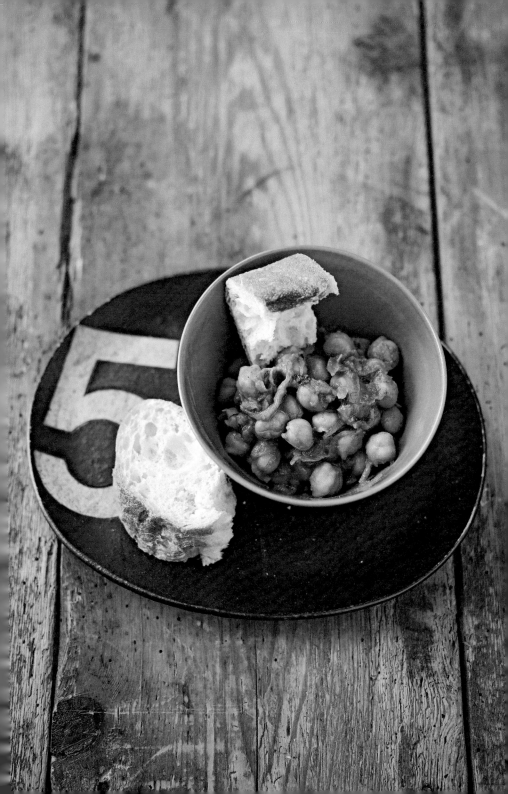

ほうれん草チキンカレー

216
kcal

ほうれん草がカレーに甘みをプラス
牛乳を使うことであっさりと仕上がる

材料

鶏もも肉(皮なし)‥‥‥‥‥‥100g
ほうれん草 ‥‥‥‥‥‥1/2束(100g)
牛乳 ‥‥‥‥‥‥‥‥‥‥大さじ1
グレイビー ‥‥1/4量(12ページ参照)

作り方

1. 鶏肉はひと口大、ほうれん草はみじん切りにする。
2. フライパンに鶏肉とグレイビーを入れ、中火で1〜2分炒める。
3. 肉の色が変わったらほうれん草と牛乳を加え、フタをして弱火で7分
   ほど蒸し焼きにする。味をみて、必要なら塩(分量外)で味をととの
   える。

 香りアップのおすすめホールスパイス

● クローブ‥‥1粒
● シナモン‥‥1cm

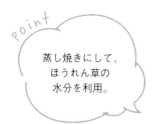

Point

蒸し焼きにして、
ほうれん草の
水分を利用。

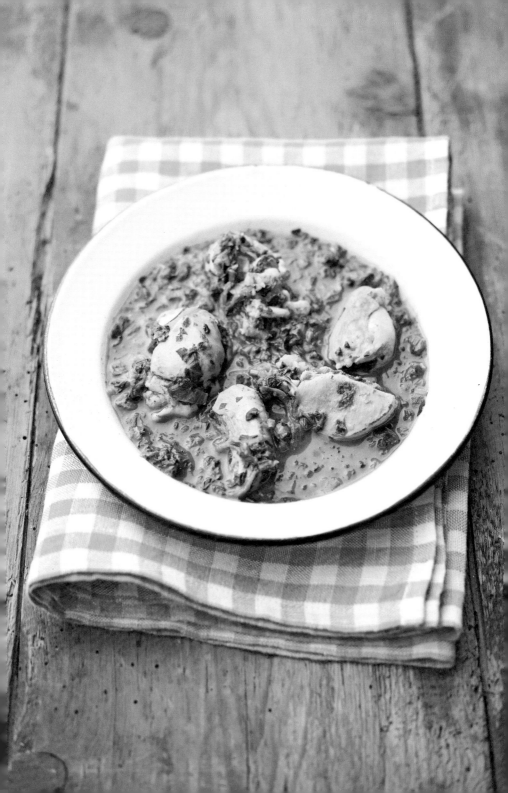

豆腐とゴーヤーの卵とじカレー

237 kcal

まるでゴーヤーチャンプルー!?
ご飯がいらないくらいボリューム満点

材 料

絹ごし豆腐 ・・・・・・・・・・・・・・・・・・・・150g
ゴーヤー ・・・・・・・・・・・・・・・・・・・・・ 50g
卵 ・・・・・・・・・・・・・・・・・・・・・・・・・・ 1個
水 ・・・・・・・・・・・・・・・・・・・・・・・・・ 50ml
グレイビー ・・・ 1/4量 (12ページ参照)

作り方

1. 豆腐は6等分に、ゴーヤーはワタをとり食べやすい大きさに切る。卵は溶きほぐす。
2. フライパンにゴーヤー、グレイビーを入れ、中火で1分ほど炒める。
3. 豆腐と水を加え、中火で5分ほど煮る。
4. 水気が飛んだら、味をみて、必要なら塩(分量外)で味をととのえる。卵を回しかけ、そのまま15秒ほど煮たら火を止めて、余熱で半熟にする。盛りつけて、お好みでブラックペッパーをふる。

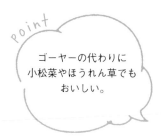

Point

ゴーヤーの代わりに
小松菜やほうれん草でも
おいしい。

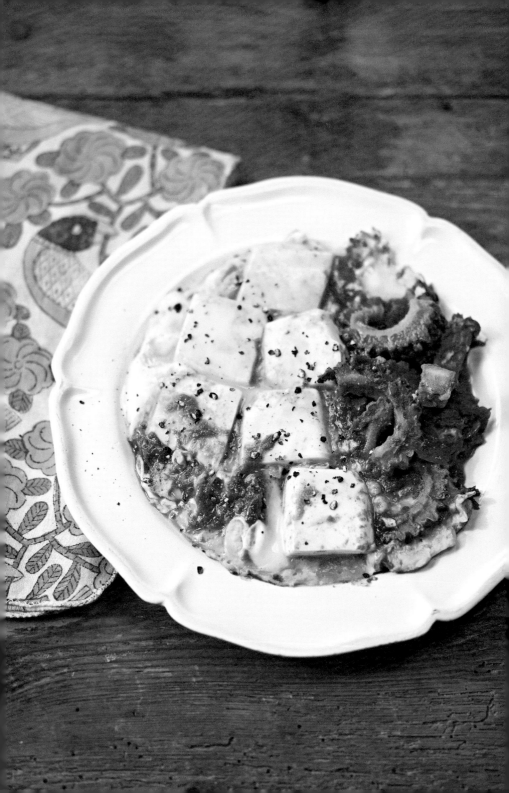

豆乳すりごまチキンカレー

297
kcal

豆乳とごまの風味がたっぷり！
まろやかなスパイシーさがクセになる

材料

鶏むね肉（皮なし）‥‥‥‥‥‥150g
水‥‥‥‥‥‥‥‥‥‥‥‥‥‥100ml
豆乳‥‥‥‥‥‥‥‥‥‥‥‥‥‥50ml
すりごま‥‥‥‥‥‥‥‥‥‥‥‥5g
グレイビー‥‥1/4量（12ページ参照）

作り方

1. 鶏肉はひと口大に切る。
2. フライパンに鶏肉とグレイビーを入れて、中火で1〜2分炒める。
3. 肉の色が変わったら、水を加え弱火で7分ほど煮込む。
4. 豆乳とすりごまを加えて混ぜ合わせる。味をみて、必要なら塩（分量外）で味をととのえる。盛りつけて、お好みで刻み唐辛子とパクチーをのせる。

 香りアップのおすすめホールスパイス

● スターアニス‥‥1かけ
● カルダモン‥‥‥1粒

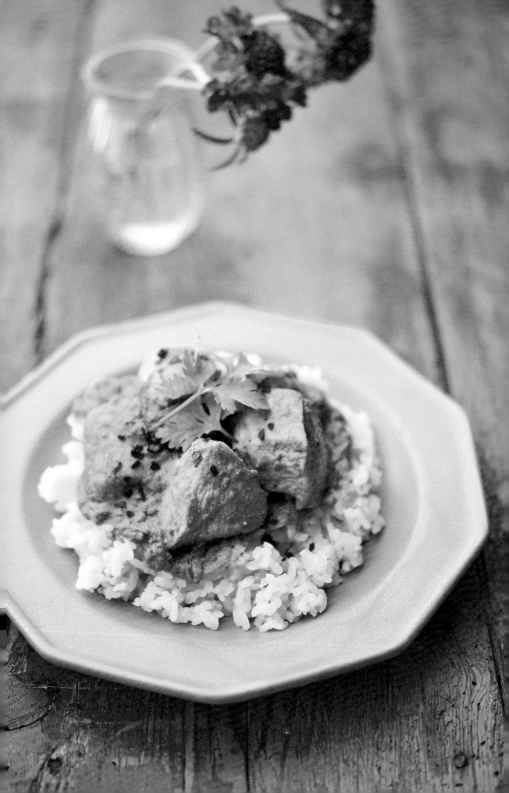

豚肉と白菜のカレー

255
kcal

ジューシーな豚肉とトロッとした白菜は
間違いのない組み合わせ！

材料

薄切り豚ロース肉 ･･････････････ 60g
白菜 ････････････････････････ 200g
牛乳 ･･･････････････････ 大さじ1
グレイビー ･･･ 1/4量 (12ページ参照)

作り方

1. 豚肉、白菜はそれぞれ食べやすい大きさに切る。
2. フライパンに豚肉とグレイビーを入れ、中火で1分ほど炒める。
3. 豚肉の色が変わったら白菜を加え、フタをして弱火で5分ほど蒸し焼きにする。
4. 牛乳を加えて混ぜ合わせる。味をみて、必要なら塩（分量外）で味をととのえる。

 香りアップのおすすめホールスパイス

● クローブ ･･････1粒
● カルダモン ･･･1粒

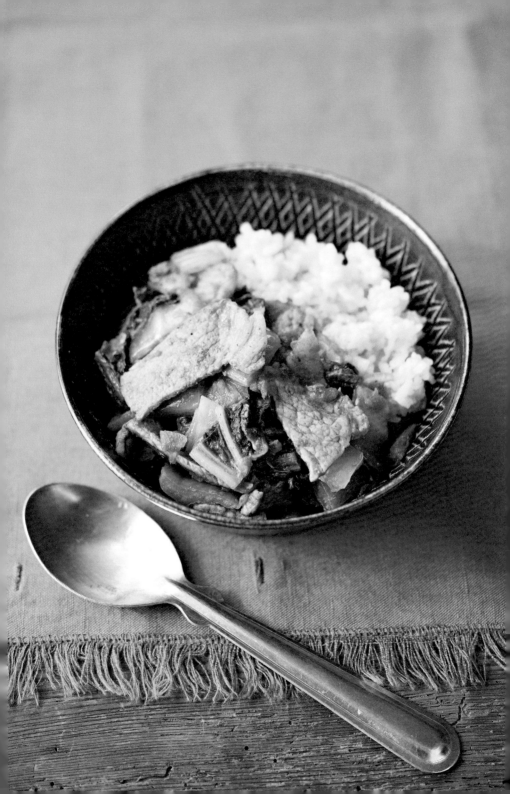

ツナ缶えのきカレー

268
kcal

ツナ缶は汁ごと使って
うまみたっぷり！

材料

ツナ缶(フレーク、ライト) …1缶(80g)
えのきだけ ………… 1/2袋(100g)
グレイビー … 1/4量 (12ページ参照)

作り方

1. えのきだけは食べやすい大きさに切る。
2. フライパンにツナ缶(汁ごと)、えのきだけ、グレイビーを入れて軽く混ぜ合わせる。
3. フタをして、弱火で5分ほど蒸し焼きにする。味をみて、必要なら塩(分量外)で味をととのえる。盛りつけて、お好みでパクチーをちらす。

 香りアップのおすすめホールスパイス

● クローブ……1粒
● カルダモン…1粒

Point

ツナ缶や
えのきだけの
水分だけで OK!

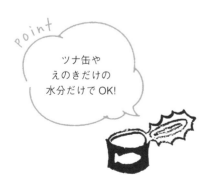

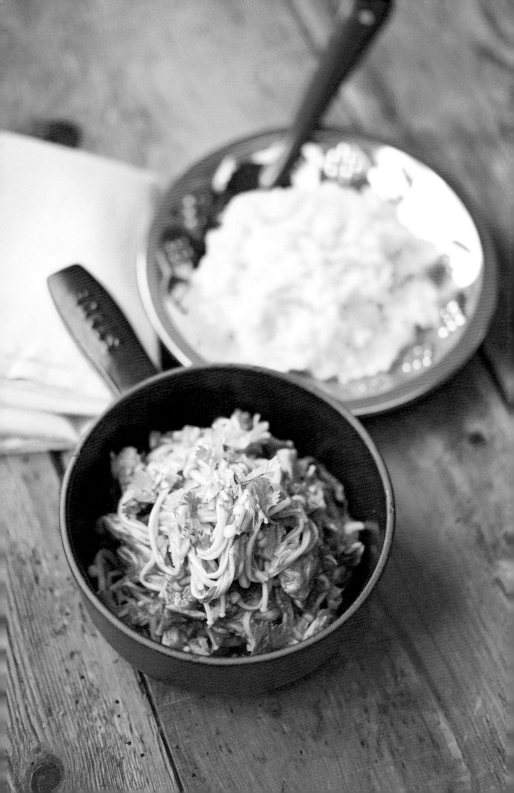

赤レンズ豆のカレー

212
kcal

赤レンズ豆は、水で戻さなくても使える
便利な豆の代表格

材料

乾燥赤レンズ豆 ················30g
ほうれん草 ··········· 1/2束(100g)
水 ·······················200ml
ココナッツミルク·········大さじ1
グレイビー ····1/4量(12ページ参照)

作り方

1. 赤レンズ豆は水でよく洗い、ほうれん草は食べやすい大きさに切る。

2. フライパンにグレイビー、水を入れて火にかける。

3. 沸騰したら赤レンズ豆を加え、フタをして弱火で10分ほど煮込む。

4. ほうれん草、ココナッツミルクを加え、さらに2分ほど煮込む。味を
   みて、必要なら塩(分量外)で味をととのえる。

 香りアップのおすすめホールスパイス

● クミンシード····小さじ1/4
● カルダモン······1粒
● シナモン·········1cm

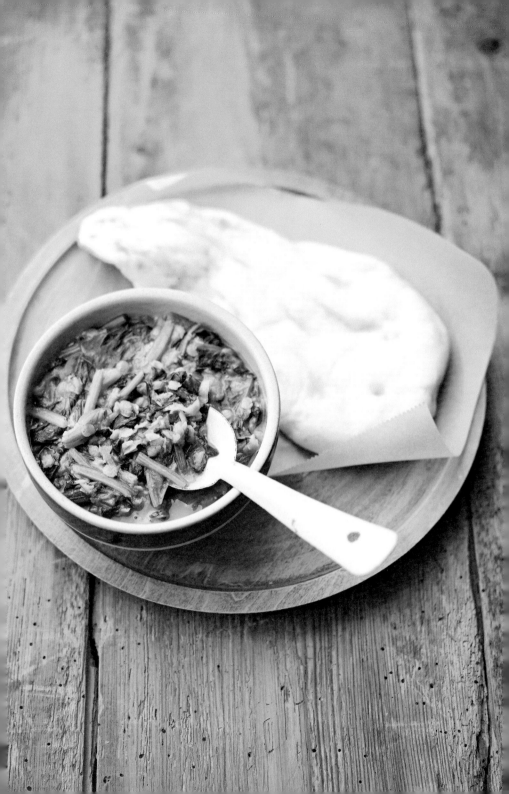

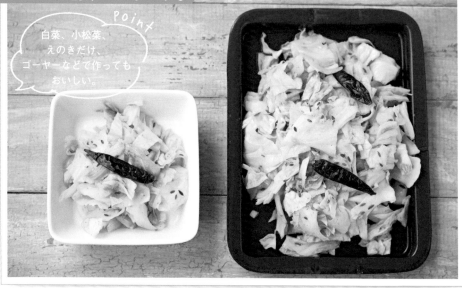

Point

白菜、小松菜、えのきだけ、ゴーヤーなどで作ってもおいしい。

キャベツのスパイス炒め

1人分
38
kcal

南インドの炒め料理
キャベツ以外の野菜でもおいしくできる

材料　4人分

キャベツ	1/4玉(400g)	塩	小さじ1/4
にんにく	2かけ(12g)	ターメリック	小さじ1/4
しょうが	1かけ(15g)	チリペッパー	小さじ1/4
サラダ油	小さじ1		

作り方

1. にんにくとしょうがはみじん切り、キャベツは食べやすい大きさに切る。
2. フライパンにサラダ油を熱し、にんにくとしょうがを加えて中火で炒める。
3. 香りが立ってきたら、キャベツと塩を加えてしんなりするまで炒める。
4. 弱火にしてターメリック、チリペッパーを加えて2分ほど炒める。
   味をみて、必要なら塩(分量外)で味をととのえる。

 香りアップのおすすめホールスパイス

●クミンシード…小さじ1　●鷹の爪………3本
（2.でにんにくなどを炒める前に、スパイスを香りが立つまで弱火で炒めても良い）

MENU

400kcal以下の
スパイスカレー

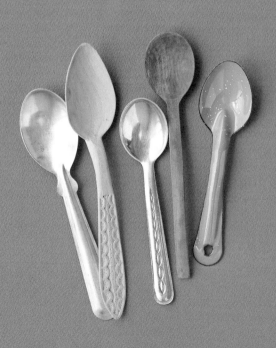

豚肉の赤ワインカレー

400
kcal 以下

356
kcal

豚肉のボリューム満点
赤ワインが利いた大人の一品

材料

豚ロース肉 ・・・・・・・・・・・・・・・・・・100g
水 ・・・・・・・・・・・・・・・・・・・・・・・70ml
赤ワイン・・・・・・・・・・・・・・・・・・・30ml
砂糖 ・・・・・・・・・・・・・・・・・・・・・小さじ1
グレイビー ・・・ 1/4量 (12ページ参照)

作り方

1. 豚肉は食べやすい大きさに切る。
2. フライパンに豚肉、グレイビーを入れて中火で1〜2分炒める。
3. 肉の色が変わったら水を加え、フタをして弱火で7分ほど煮込む。
4. 赤ワイン、砂糖を加え、ひと煮立ちさせる。味をみて、必要なら塩(分量外)で味をととのえる。

 香りアップのおすすめホールスパイス

● クローブ・・・1粒
● シナモン・・・1cm

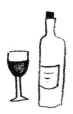

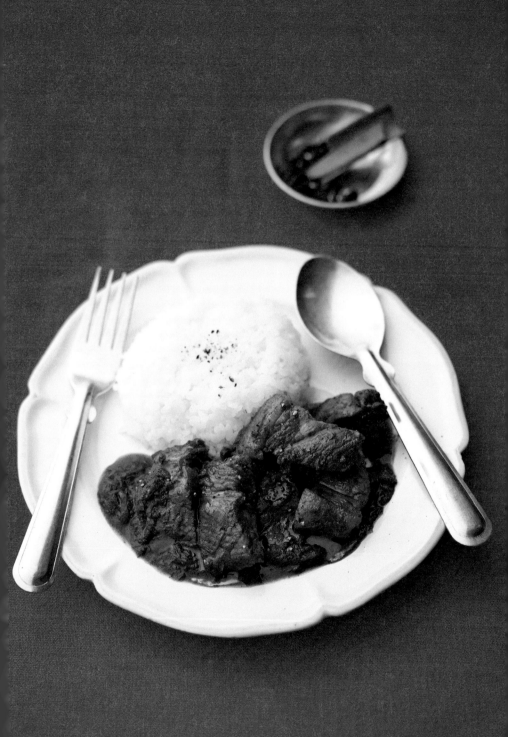

シーフードカレー

320 kcal

冷凍シーフードミックスを使うから簡単！
生クリームで濃厚に

材料

冷凍シーフードミックス ······· 100g
水 ···························· 50ml
生クリーム ··················· 50ml
グレイビー ··· 1/4量 (12ページ参照)

作り方

1. フライパンにグレイビーと水を入れて火にかける。
2. 沸騰したらシーフードミックスを加え、フタをして弱火で5分ほど煮込む。
3. 生クリームを加えて混ぜ合わせる。味をみて、必要なら塩(分量外)で味をととのえる。

 香りアップのおすすめホールスパイス

- クローブ ····· 1粒
- カルダモン ···1粒

Point

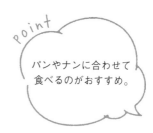

パンやナンに合わせて
食べるのがおすすめ。

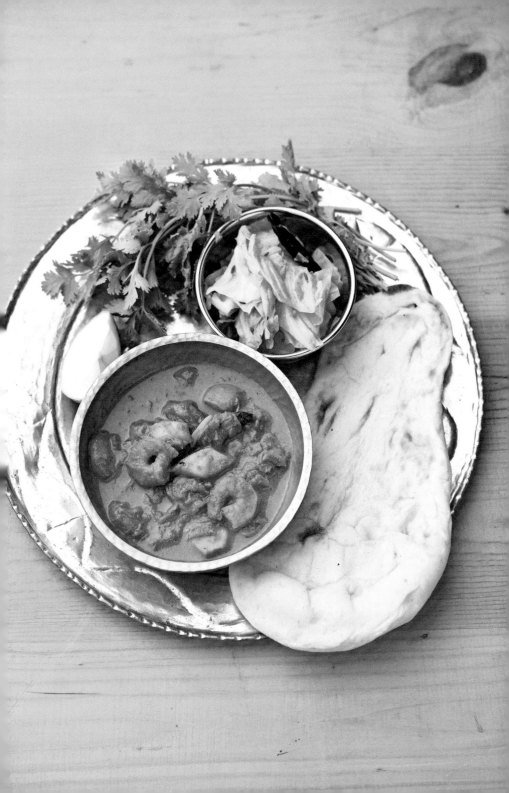

さば缶キャベツカレー

400 kcal 以下

349 kcal

人気のさば缶で作るお手軽カレー
ココナッツミルクともマッチ

材料

さばの水煮缶 ················· 100g
キャベツ ············· 2〜3枚 (200g)
ココナッツミルク ············· 30ml
グレイビー ··· 1/4量 (12ページ参照)

作り方

1. キャベツは細切りにする。
2. フライパンにキャベツ、グレイビー、汁気をきったさばの水煮、ココナッツミルクの順に重ね入れる。フタをして弱火で5分ほど蒸し焼きにして、全体を混ぜ合わせる。味をみて、必要なら塩(分量外)で味をととのえる。盛りつけて、お好みでピンクペッパーをふる。

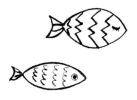

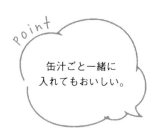

point

缶汁ごと一緒に
入れてもおいしい。

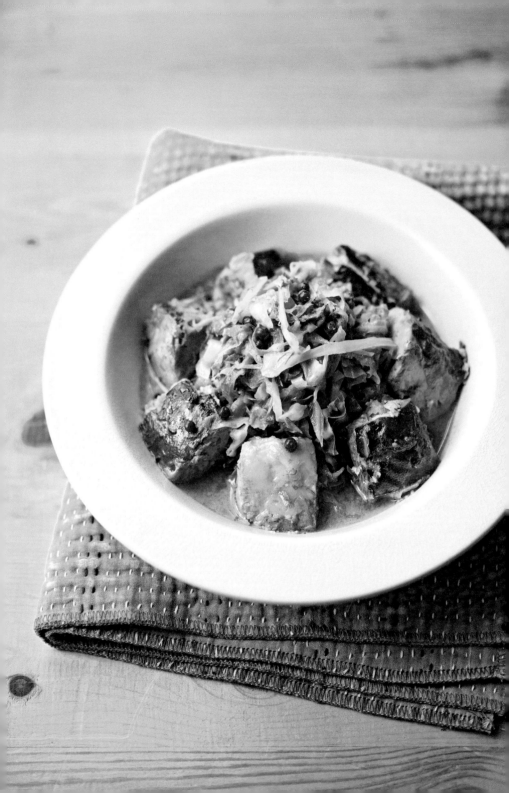

豚肉と大根のカレー

352 kcal

おかずとしても大活躍！
パクチーが味の決め手

材料

豚こま切れ肉 ・・・・・・・・・・・・・・・ 100g
大根 ・・・・・・・・・・・・・・・・・・・・・・150g
パクチー・・・・・・・・・・・・・・・・ 1株 (10g)
グレイビー ・・・ 1/4量 (12ページ参照)

作り方

1. 大根は皮をむき、いちょう切りにする。パクチーはみじん切りにする。
2. フライパンに豚肉、大根、グレイビーを合わせて中火で1分ほど炒める。
3. フタをして弱火で8分ほど蒸し焼きにし、パクチーを加えて混ぜる。味をみて、必要なら塩(分量外)で味をととのえる。

 香りアップのおすすめホールスパイス

- クローブ・・・・・・・1粒
- スターアニス・・・1かけ

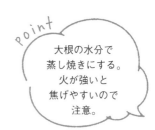

point

大根の水分で
蒸し焼きにする。
火が強いと
焦げやすいので
注意。

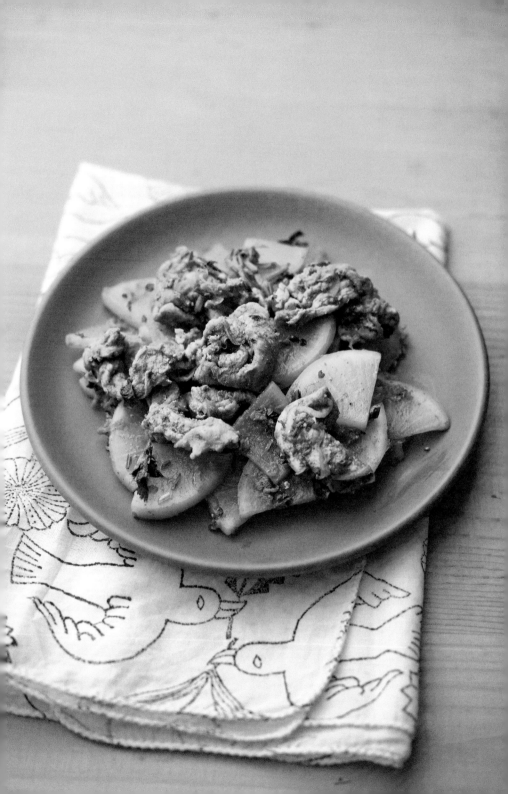

バターダルカレー

310
kcal

ダルは豆の意味
赤レンズ豆はバターとの相性抜群！

材料

乾燥赤レンズ豆 ················· 50g
バター ························ 10g
水 ·······················400ml
グレイビー ··· 1/4量 (12ページ参照)

作り方

1. 赤レンズ豆は水でよく洗う。
2. フライパンにグレイビー、水を入れて火にかける。
3. 沸騰したら豆を加え、中火で10分ほど煮込む。
4. 全体的に水気がなくなってきたらバターを加え、混ぜ合わせる。
   味をみて、必要なら塩(分量外)で味をととのえる。

香りアップのおすすめホールスパイス

● カルダモン···1粒
● シナモン·····1cm

Point

豆を煮込んでいる途中で、
水気がなくなってしまったら
少し水を足す。
パンにのせて食べるのが
おすすめ。

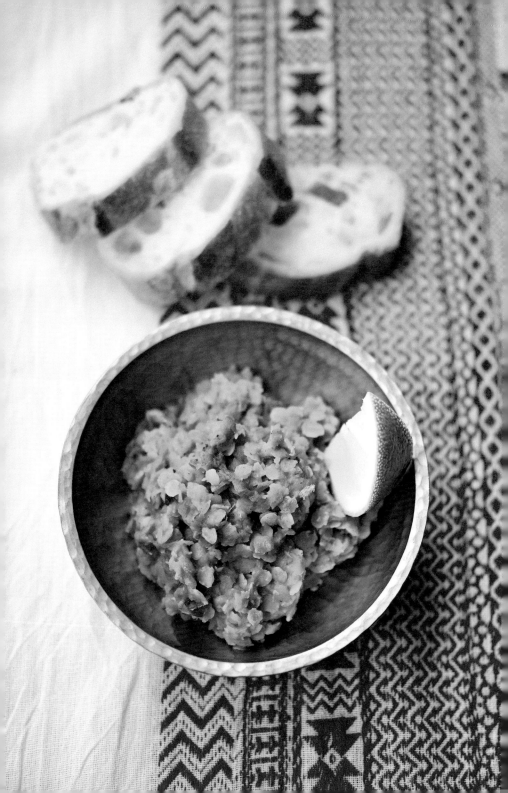

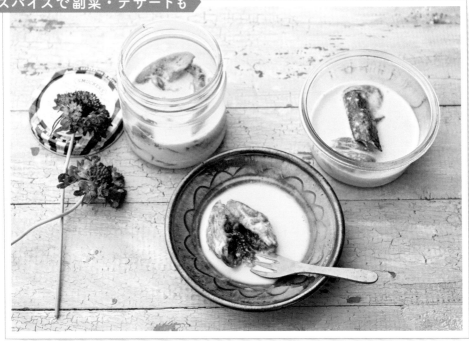

ドライいちじくのシナモン漬け

301 kcal

ひと晩漬けておくだけで完成！
いちじくはとろけるおいしさ

材料

ドライいちじく ······· 3個(70g)
無調整豆乳 ··············· 200ml
シナモンスティック···· 1本(5cm)

作り方

1. 保存ビンなどにドライいちじく、無調整豆乳、シナモンスティックを
   入れ、ひと晩以上漬けておく。

Point

日持ちは約1週間。
2日目からトロトロに。
コーンフレークや
ヨーグルトにかけても◎

MENU

500kcal以下の
スパイスカレー

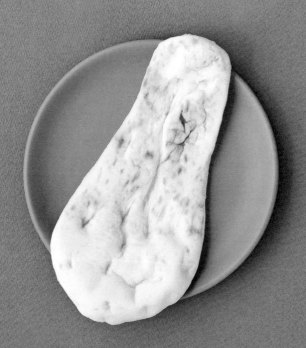

ラム肉のカレー

ラム肉とココナッツミルクの
コンビネーションが抜群

410
kcal

材料

ラム肉 ・・・・・・・・・・・・・・・・・・・・・・・150g
水 ・・・・・・・・・・・・・・・・・・・・・・・・・・70ml
ココナッツミルク ・・・・・・・・・・大さじ2
グレイビー ・・・ 1/4量 (12ページ参照)

作り方

1. ラム肉は食べやすい大きさに切る。
2. フライパンにラム肉とグレイビーを入れ、中火で1〜2分炒める。
3. 水とココナッツミルクを加え、フタをして弱火で7分ほど煮込む。味をみて、必要なら塩(分量外)で味をととのえる。盛りつけて、お好みでみじん切りにしたパクチーをちらす。

 香りアップのおすすめホールスパイス

●スターアニス・・・1かけ
●カルダモン・・・・・1粒

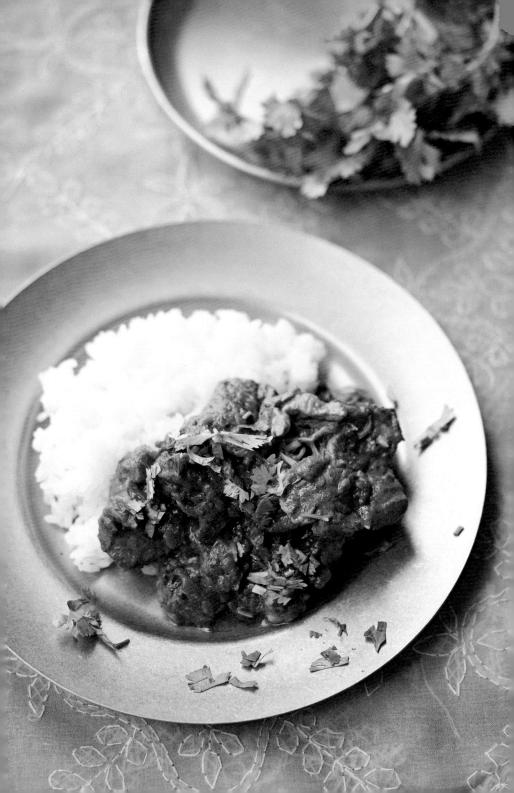

牛肉とさといものカレー

402
kcal

500
kcal 以下

さといもがボリューム満点だから、
ご飯がなくても大満足！
レモン風味が食欲をそそる

材料

牛こま切れ肉 ················100g
さといも ·············· 2個(150g)
水 ·····················100ml
砂糖 ·················小さじ1
レモン汁 ···············大さじ1
グレイビー ····1/4量(12ページ参照)

作り方

1. さといもは皮をむいて、食べやすい大きさに切る。
2. フライパンに牛肉とグレイビーを入れて中火で炒める。
3. 肉の色が変わったら、さといもと水を加え、フタをして弱火で10分
   ほど煮込む。砂糖、レモン汁を加えて混ぜ合わせる。味をみて、必要
   なら塩（分量外）で味をととのえる。

香りアップのおすすめホールスパイス

- クローブ····1粒
- カルダモン···1粒

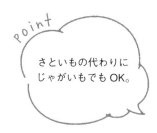

point

さといもの代わりに
じゃがいもでも OK。

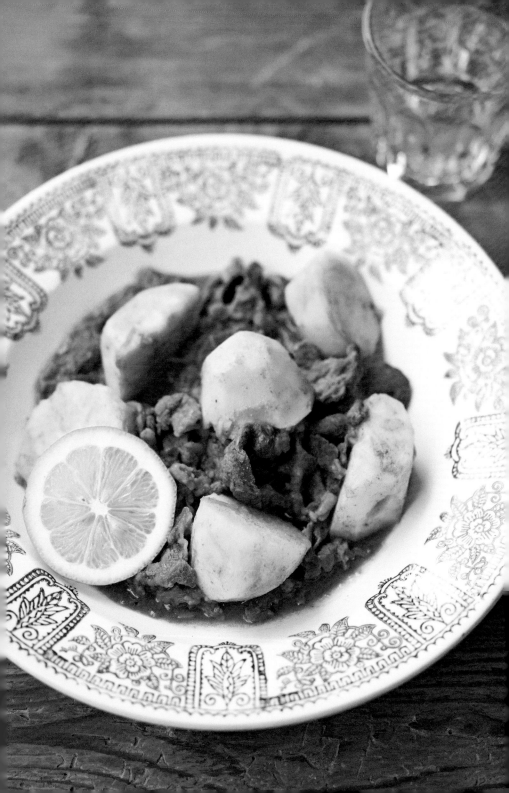

チキンスパイスライス

お好みのホールスパイスを
炊飯器に入れて
スパイシーなやみつきごはん

500
kcal以下

材料　4人分

鶏手羽元	300g(4〜6本)
米	2合
ヨーグルト	80g
塩	小さじ1/2
水	250ml
グレイビー	1/2量 (12ページ参照)

作り方

1. 炊飯器の内釜に手羽元、グレイビー、ヨーグルト、塩を入れて混ぜ合わせる。

2. 洗った米、水、お好みのホールスパイスを1.の上に重ねて、かき混ぜずに炊く。

3. 炊きあがったら、よく混ぜる。盛りつけて、お好みでブラックペッパーやパクチーをかける。

 香りアップのおすすめホールスパイス

- クミンシード…小さじ1/2
- クローブ………2粒
- スターアニス…1/2個
- カルダモン……2粒
- シナモン………2cm

（お好みのスパイスをどれか1つでも、複数加えてもOK）

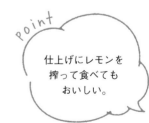

Point

仕上げにレモンを
搾って食べても
おいしい。

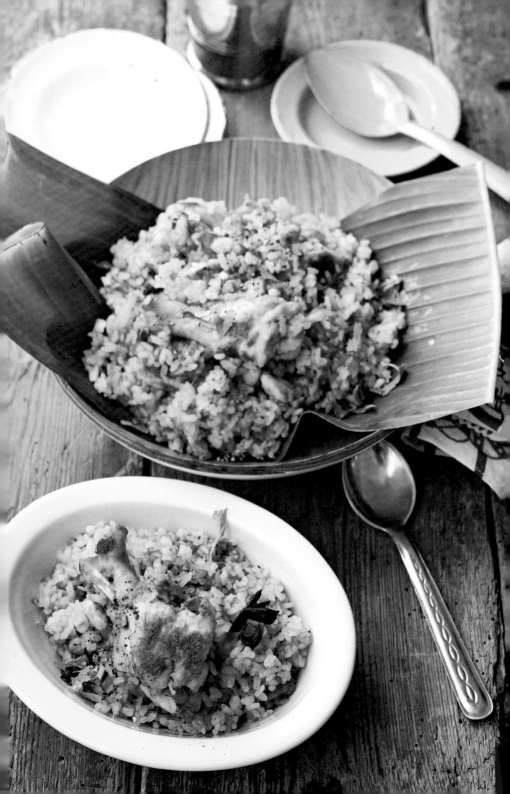

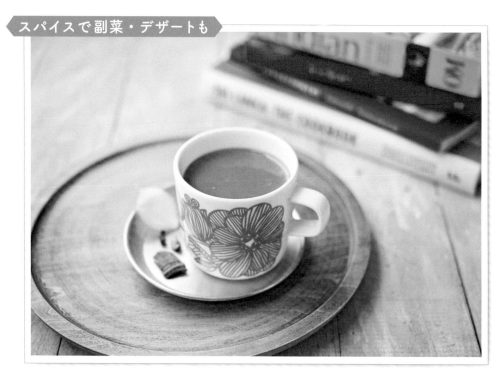

チャイ

弱火で煮出すのがポイント
スパイスをプラスして
マサラチャイにしても

105 kcal
（砂糖なし70kcal）

材料

アッサム茶	小さじ2
水	100ml
牛乳	100ml
砂糖	大さじ1

Point
1.の時にカルダモン1粒、クローブ1粒、薄切りしょうが1枚、シナモン1cmを加えるとスパイスの利いたマサラチャイに。（茶葉と一緒に取り除く）

作り方

1. 小鍋に茶葉、水を入れ、弱火で5分煮込む。
2. 茶こしやざるで茶葉を取り除き、牛乳を加えてひと煮立ちさせる。
3. お好みで砂糖を加える。

ダイエットに関する Q & A

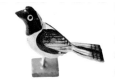

Q　カレーってついつい食べ過ぎちゃうんです。

A おいしいカレーだと、ついついもっと食べたい！という気持ちになってしまいますよね。その時たくさん食べるのではなく、「スパイスカレー食べ方のコツ」（P8参照）に従って、その食欲を目一杯、満足させることに集中してみてください。私の場合は、「明日もカレーを食べられる」「明日もとびきりおいしいカレーをじっくり味わって食べよう！」と楽しみに思うことで今日の食べ過ぎを防いでいます。

Q　スパイスカレーなら外食でもカロリーは低いですか？

A 実は、外食のスパイスカレーやインドカレーは比較的カロリーが高いことが多いです。自宅で作るものに比べると、油が圧倒的に多いことが理由です。ちゃんと探せばヘルシーなものもありますが…ダイエット中は、ヘルシーなおうちスパイスカレーを楽しむことをおすすめします。

Q　カレーに飽きてしまったけど、食べた方がやせますか？

A ダイエットのコツは、本当に食べたいものを、満足感をもって食べること（P8参照）なので、食べたくないものを食べるのはおすすめではありません。今までほとんど食べていなかったのに、はまった勢いで、毎日食べ続けていると急に冷めてしまう場合があります。そうしたら"スパイス休養日"をとってみましょう。すると、1か月後ぐらいには、きっとまたカレーが食べたくなるはずです。

Q　どうやってやせたか教えてください！

A 私は、五感をフルに使って幸せを感じながら、カレーを食べ、食後1～2時間後くらいに、軽くランニングをしていました。ご飯はふつうに食べていました。カレーを食べたあとは、普段より汗をかいたり、持久力が続く感覚がして、気持ち良く運動できるのでおすすめです。最近は、忙しくてあまり運動する時間がありませんが、毎日新しい食材でカレーを作ってお昼に食べて、ストレスが溜まって食べ過ぎることがないよう心掛けているので、体重はずっとキープしています。

つくり方に関する 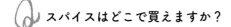 Q & A

Q スパイスはどこで買えますか？

A 基本の3種のスパイス「タ・ク・コ」は、スーパーや百円ショップで手に入ります。それ以外のホールスパイスも百貨店やネットで購入することができます。通販「印度カリー子のスパイスショップ（https://indocurry.thebase.in）」でも販売しています。

Q 玉ねぎが焦げてしまいそうで心配です。

A 炒める時に、フライパンの底をこするようにして炒めるのがコツです。あめ色くらいで炒めるのをやめてしまう人も多いですが、焦げ茶色になるまで炒めないとコクが出ません。焦げを恐れず、炒めてください。

Q 玉ねぎの炒め時間を短くできませんか？

A 市販のオニオンソテーを使うと便利です。また、玉ねぎを炒める前にレンジで2分ほど加熱したり、あらかじめ冷凍しておいた玉ねぎを使うと、早く炒められます。

Q カレーにコクが出ません。どうすれば良いでしょうか？

A 玉ねぎの炒め不足、もしくは塩が足りていないのかもしれません。この本のレシピは油が控えめな分、この2つがコクを出すための大切なポイントになります。

Q 2人分、4人分などを作る時は、分量はそのまま倍にするのですか？

A グレイビーや主役の具材は、単純に作りたい人数に合わせて、2倍、3倍、4倍…と倍量にして作ります。しかし、水と塩は調整が必要です。水は一度に倍量にせず、1人分の量からはじめて、徐々に調整してください。水分の蒸発量は変わらないのと、食材から出てくる水の量が増えるからです。塩も最後に味をみて調整してください。

素材別索引

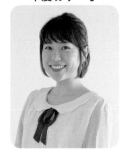

印度カリー子

1996年生まれ、宮城県育ち。スパイス料理研究家。スパイス初心者のための専門店 香林館(株)代表取締役。「スパイスカレーをおうちでもっと手軽に」をモットーに、オリジナルスパイスセットの開発・販売やコンサルティング、料理教室運営など幅広く活躍。
2021年3月、食品化学の観点から香辛料の研究をしていた東京大学大学院修士課程を卒業。著書に『おもくない！ふとらない！スパイスとカレー入門』(standards)、『ひとりぶんのスパイスカレー』(山と渓谷社)、『私でもスパイスカレー作れました！』(サンクチュアリ出版)など。

twitter@IndoCurryKo
Facebook @IndoCurryKo
Instagram@indocurryko
https://indocurryko.net

デザイン・・・・・・・・・・ 田中彩里
撮影・・・・・・・・・・・・・・ 小野岳也
スタイリング・・・・・・・ 黒木優子
料理アシスタント・・・ 金子達也
　　　　　　　　　　　 金子りん
撮影協力・・・・・・・・・・ UTUWA
参考資料・出典
『日本食品標準成分表2015年版(七訂)』

おいしくやせる！簡単スパイスカレー

2020年2月1日　第1刷
2021年8月1日　第3刷

著　　者　　印度カリー子

発行者　　小澤源太郎

責任編集　　株式会社プライム涌光
　　　　　　　　　電話 編集部 03(3203)2850

発行所　　株式会社青春出版社

東京都新宿区若松町12番1号〒162-0056
振替番号　00190-7-98602
電話 営業部 03(3207)1916

印刷・大日本印刷　製本・フォーネット社

万一、落丁、乱丁がありました節は、お取りかえします
ISBN978-4-413-11317-5 C2077
©Kourinkan Inc. 2020 Printed in Japan

本書の内容の一部あるいは全部を無断で複写(コピー)することは著作権法上認められている場合を除き、禁じられています。